Swati Pandey
Ajay Kumar Nagpal
Sunil Kumar

Ultrassons em Endodontia

Swati Pandey
Ajay Kumar Nagpal
Sunil Kumar

Ultrassons em Endodontia

ScienciaScripts

Imprint
Any brand names and product names mentioned in this book are subject to trademark, brand or patent protection and are trademarks or registered trademarks of their respective holders. The use of brand names, product names, common names, trade names, product descriptions etc. even without a particular marking in this work is in no way to be construed to mean that such names may be regarded as unrestricted in respect of trademark and brand protection legislation and could thus be used by anyone.

Cover image: www.ingimage.com

This book is a translation from the original published under ISBN 978-620-7-65444-4.

Publisher:
Sciencia Scripts
is a trademark of
Dodo Books Indian Ocean Ltd. and OmniScriptum S.R.L publishing group

120 High Road, East Finchley, London, N2 9ED, United Kingdom
Str. Armeneasca 28/1, office 1, Chisinau MD-2012, Republic of Moldova, Europe
Printed at: see last page
ISBN: 978-620-7-86461-4

ÍNDICE

A ultrassonografia é um ramo da acústica que se ocupa das vibrações sonoras em gamas de frequência acima do nível audível (30-20KHz). Os ultra-sons utilizam a transmissão e a reflexão da energia acústica. Um impulso é propagado e a sua reflexão é recebida, ambos pelo transdutor. Para fins clínicos, os ultra-sons são gerados por transdutores, que convertem a energia eléctrica em ondas ultra-sónicas. Isto é normalmente conseguido por magnetostricção ou piezoeletricidade. [1]

A magnetostricção converte a energia electromagnética em energia mecânica. Uma pilha de tiras metálicas magnetostrictivas numa peça de mão é sujeita a um campo magnético permanente e alternado, em resultado do qual são produzidas vibrações. A piezoeletricidade utiliza um cristal que muda de dimensão quando é aplicada uma carga eléctrica. A deformação deste cristal é convertida em oscilação mecânica sem produção de calor.[2]

Os efeitos primários dos ultra-sons são térmicos, mecânicos (cavitação e microstreaming) e químicos (sonoquímicos). O conhecimento dos efeitos básicos e de outros efeitos secundários dos ultra-sons é essencial para o desenvolvimento de técnicas de aplicação.

A primeira utilização industrial de um dispositivo de corte magnetostrictivo foi a preparação de cavidades em safiras sintéticas para a receção de uma inserção de ouro.[1] Os ultra-sons são amplamente reconhecidos pelo público em geral pelas suas capacidades de diagnóstico por imagem. No entanto, os ultra-sons são também inerentes a uma variedade de procedimentos médicos terapêuticos que têm merecido atenção nas últimas décadas. Em particular, os ultra-sons têm sido utilizados para aumentar a eficácia da administração de medicamentos, reduzir o tempo de recuperação de lesões, melhorar a mobilidade muscular, diminuir a rigidez das articulações, reduzir as dores musculares e acelerar e melhorar a cicatrização de fracturas ósseas.[3]

 Na medicina dentária, a gama de frequências utilizada nas primeiras unidades ultra-sónicas situava-se entre 25 e 40 kHz. Mais tarde, foram desenvolvidas peças de mão ultra-sónicas de baixa frequência que operavam entre 1 e 8 kHz. Verificou-se que estes dispositivos de baixa frequência produzem tensões de cisalhamento mais baixas, causando assim menos alterações na superfície do dente.[4]

Os ultra-sons têm sido utilizados em vários outros campos da medicina dentária. A utilização mais comum e popular é a remoção do cálculo e da placa bacteriana da superfície dos dentes através de um raspador ultrassónico. Os instrumentos ultra-sónicos também têm sido aplicados no tratamento ortodôntico. Bishara e Trulove utilizaram uma técnica ultra-sónica para a descolagem de brackets ortodônticos.[5]

Por volta do final de 1950, a tecnologia ultra-sónica teve uma ampla difusão não só no campo da higiene e periodontologia, mas também na endodontia.[6] Quando os ultra-sons ou a instrumentação ultra-sónica nasceram, destinavam-se principalmente à realização de preparações cavitárias com a utilização de uma pasta abrasiva. Apesar de ter recebido opiniões favoráveis, a técnica nunca foi amplamente aplicada, pois teve de competir com uma técnica muito mais rápida e eficaz: a peça de mão de alta velocidade.[7]

O primeiro a introduzir o conceito de ultrassom na endodontia foi Richman, por volta de 1957, que relatou o uso de uma broca farpada conectada a um sistema de entrega ultra-sônica para uso na preparação do canal e ressecção apical. [8]

Desde a década de 1980, após a introdução do sistema ultrassónico e sinérgico para a instrumentação e desinfeção dos canais radiculares por

Martin e Cunningham[9] , a utilização de instrumentos ultra-sónicos para procedimentos endodônticos aumentou em três áreas: preparação da dentina, irrigação química e melhoria do procedimento. Devido às propriedades físicas e à rigidez das limas de aço inoxidável, os instrumentos ultra-sónicos causaram resultados indesejáveis, como o desvio ou a formação de cotovelos na preparação do canal radicular.[10] Em comparação com os instrumentos manuais, os instrumentos ultra-sónicos são menos eficazes para aumentar o espaço do canal, remover detritos e planear a parede do canal sob avaliação histológica.[11] No entanto, os instrumentos ultra-sónicos podem proporcionar melhores resultados para a irrigação do canal radicular, como a desinfeção química, a limpeza de detritos e a remoção da camada de esfregaço.[12] A vibração do instrumento ultrassónico pode estimular dois mecanismos num canal radicular preenchido com solução de irrigação; estes são o efeito de cavitação e a reação de fluxo acústico, que, por sua vez, têm efeitos de limpeza e desinfeção.[13]

Os instrumentos ultra-sónicos desempenham um papel cada vez mais importante em vários aspectos do tratamento endodôntico. Os dentes com obstruções do canal radicular já não são automaticamente planeados para tratamento endodôntico cirúrgico. O retratamento endodôntico tornou-se o procedimento de eleição. Além disso, as obstruções dos canais radiculares estão a ser removidas de uma forma mais conservadora que não destrói desnecessariamente a estrutura radicular. A identificação de canais perdidos e ocultos tornou-se um resultado previsível em vez de uma descoberta fortuita. As cavidades de acesso estão a ser cortadas e refinadas com maior precisão, abrindo portas de entrada para uma melhor endodontia. A técnica de ultra-sons é essencialmente um método não rotativo de cortar tecidos duros dentários e materiais de restauração utilizando oscilações piezo-eléctricas. O corte da estrutura dentária com pontas ultra-sónicas é análogo ao corte de dentina com a broca mais fina que se possa imaginar.[14] Com um desenho de instrumento adequado, melhor visualização, propriedades de preparação precisas e vibração de alta frequência, os instrumentos ultra-sónicos podem facilitar os procedimentos de retratamento endodôntico, incluindo a remoção de guta-percha, ponta de prata, pino e instrumentos separados[15] e a localização de um canal em falta.[16]

Os instrumentos ultra-sónicos são também utilizados noutros procedimentos durante o tratamento endodôntico. Por exemplo, Aumgardner e Krell demonstraram que a condensação ultrassónica da massa de guta percha é mais homogénea e apresenta menos espaços vazios quando comparada com a condensação sem ativação ultrassónica.[17] Alguns autores utilizaram instrumentos ultra-sónicos para a colocação de pastas, como o hidróxido de cálcio,"[18] e selantes no canal radicular, o que mostrou um melhor resultado nos grupos activados por instrumentos ultra-sónicos.[19]

As aplicações mais frequentes do US em endodontia são as seguintes. (i) Refinamento do acesso, localização de orifícios e canais calcificados, e remoção de cálculos pulpares aderidos. (ii) Remoção de obstruções intracanais (instrumentos separados, pinos do canal radicular, pontas de prata e pinos metálicos fracturados). (iii) Preparação do canal radicular utilizando limas K activadas por ultra-sons. (iv) Irrigação do canal radicular com aumento da ação das soluções irrigantes, devido à cavitação e à ação de microstreaming. (v) Condensação ultra-sónica da guta-percha. (vi)Colocação de hidróxido de cálcio e agregado de trióxido mineral (MTA). (vii) Endodontia cirúrgica: preparação e refinamento da cavidade radicular e colocação de material de obturação radicular.[20]

No entanto, os investigadores descobriram utilizações para a terapia por ultra-sons em medicina dentária. Por exemplo, tirando partido dos efeitos biológicos dos ultra-sons na ossificação óssea, os investigadores aplicaram a terapia por ultra-sons para promover a osseointegração entre os implantes dentários e o tecido ósseo alveolar. Tendo confirmado os benefícios no processo de ossificação, a terapia por ultra-sons oferece opções de tratamento promissoras para uma variedade de procedimentos dentários. A compreensão dos efeitos biológicos e mecânicos dos ultra-sons na reparação dos tecidos é imperativa para a implementação da terapia por ultra-sons na medicina dentária.[3]

O efeito da estimulação por ultra-sons pulsados de baixa intensidade (LIPUS) na formação óssea em redor de implantes dentários foi estudado histológica e mecanicamente. A aplicação clínica de LIPUS em implantes dentários pode promover a osteointegração. O LIPUS também promove a calcificação porque tem alguma influência no efeito da diferenciação celular, mas não na proliferação celular.[21]

Os instrumentos ultra-sónicos têm algumas desvantagens: Sensibilidade tátil reduzida, produção de aerossóis, aumento do risco de infeção cruzada, risco de utilização em áreas desmineralizadas, arranhões em restaurações de porcelana, risco de magnetostricção em pacientes com pacemakers.[22]

HISTÓRIA

Antes de 1990:

Os alicerces da investigação sobre ultra-sons foram lançados no final do século XIX, quando os irmãos Jacques e Pierre Curie observaram que certos cristais podem produzir ondas sonoras de alta frequência quando sujeitos a uma corrente alternada na sua frequência de ressonância.

Paul Langevin, em 1926, foi o primeiro a relatar os efeitos biológicos dos ultra-sons, depois de observar a reação violenta e fatal de peixes a ultra-sons fortes. Desde então, na medicina, os ultra-sons têm sido utilizados principalmente para o tratamento de doenças neuromusculares e músculo-esqueléticas.[3]

No final da década de 1940, foi utilizada para tratar a osteomielite crónica,[23] osteoradionecrose,[24] e uma variedade de outras condições infecciosas. A terapia por ultra-sons foi proposta como sendo potencialmente útil na remoção da placa bacteriana e do cálculo dos dentes humanos já em 1955 e foi utilizada pouco tempo depois para tratar perturbações da articulação temporomandibular. [3]

Por volta do final de 1950, a tecnologia ultra-sónica teve uma ampla difusão não só no campo da higiene e da periodontologia, mas também na endodontia.[2] A investigação dos ultra-sons tornou-se então o foco de muitos engenheiros e cientistas, mas não encontrou utilizações terapêuticas durante várias décadas. A maior parte da utilização pioneira dos ultra-sons na medicina dentária centrou-se no diagnóstico dentário e não na terapia. No entanto, nas décadas seguintes, os ultra-sons encontraram utilidade terapêutica numa variedade de áreas médicas. [3]

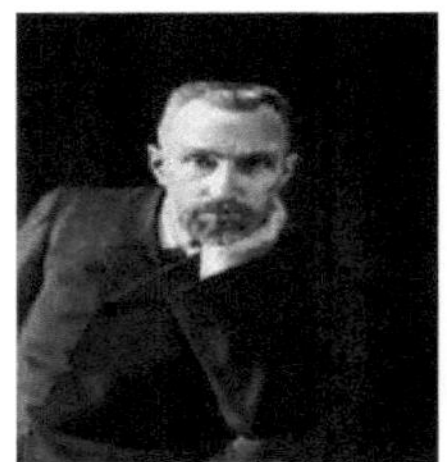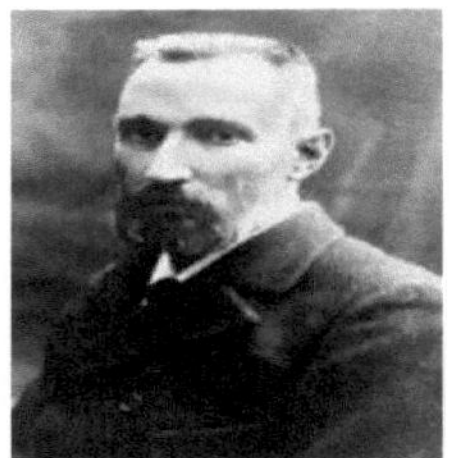

Fig1: Pierre Curie Jacques Curie

Cerca de uma década após o trabalho dos irmãos Curie sobre a produção de ultra-sons ter sido registado, Julius Wolff teorizou que os ossos de uma pessoa saudável se remodelam de forma adaptativa para acomodar os tipos de cargas mecânicas que suportam mais frequentemente - é por esta razão que os praticantes de Muay Thai[25] exibem uma maior densidade óssea em áreas marcantes do seu corpo, como as tíbias.

Em 1952, os investigadores descobriram que uma aplicação de ultra-sons pode atuar como substituto das cargas mecânicas descritas pela lei de Wolff, melhorando a formação de calosidades de um osso em cicatrização sem colocar em risco a sua integridade estrutural.

Em 1957, este princípio foi aplicado especificamente a fracturas mandibulares e verificou-se que diminuía a dor e melhorava a cicatrização do local da fratura. À medida que a compreensão dos efeitos fisiológicos e biológicos dos ultra-sons nos tecidos começou a melhorar, as aplicações da terapia de ultra-sons na reparação óssea começaram a atrair mais atenção na década de 1980. [3]

Em 1955, Zinner introduziu a tecnologia de ultra-sons na periodontologia, sugerindo a sua utilização para a remoção de detritos da superfície dentária.

Em 1960, Johnson e Wilson melhoraram a técnica de ultra-sons até esta se tornar uma ferramenta estabelecida no campo periodontal para a remoção de tártaro e placa bacteriana.

O primeiro a introduzir o conceito de ultrassom na endodontia foi Richman, por volta de 1957, que relatou o uso de uma broca farpada conectada a um sistema de entrega ultra-sónica para uso no preparo do canal e ressecção apical.

Em 1970, a tecnologia ultra-sónica encontrou um campo de aplicação no tratamento da disfunção da ATM e na medição dos movimentos de translação do côndilo durante o movimento.

Em 1976, Martin publicou o seu primeiro artigo sobre o aumento da eficácia da irrigação bactericida do canal radicular, se associada à técnica ultra-sónica. No mesmo ano, Bertrand et al publicaram um artigo sobre o que se presume ser a primeira utilização de uma ponta de ultra-sons modificada para uma retropreparação durante uma apicoectomia.

Em 1980, Martin et al. descobriram um aumento na capacidade de corte de uma lima k, activada por ultra-sons e salientaram o seu potencial para utilização na preparação do canal radicular antes da obturação.

Em 1984-85, Martin e Cunningham cunharam o termo "endosónico" para definir a ação sinérgica da instrumentação e desinfeção do sistema de canais radiculares por ultra-sons.[2]

A instrumentação ultra-sónica portátil foi introduzida pela primeira vez na medicina dentária em 1955 como um desenho de sonda que foi sugerido sob a forma de uma ponta de raspagem modificada para preparações de cavidades. Foi realizada e demonstrada pela primeira vez em 1957 e os aparelhos de destartarização ultra-sónicos deste tipo ainda hoje são amplamente utilizados na clínica.[3]

1990 - Atualidade

Por volta dos anos 90, após a introdução das primeiras pontas ultra-sónicas por Gary Carr, o foco passou a ser a utilização e as possíveis consequências das preparações ultra-sónicas das extremidades das raízes durante a apicoectomia.[3] No início da década de 1990, os ultra-sons continuaram a ser investigados quanto aos seus potenciais efeitos terapêuticos nos ossos maxilofaciais - a maioria destes estudos apresenta resultados favoráveis. Foram publicados relatórios na década de 1990 que confirmam a capacidade da terapia de ultra-sons para melhorar a cicatrização de fracturas mandibulares, tratar a osteoradionecrose mandibular e aumentar os fibroblastos gengivais humanos[26] e a proliferação de osteoblastos mandibulares.[27]

A introdução do dispositivo piezoelétrico e de numerosos desenhos de pontas ultra-sónicas após 1990 permitiu aos clínicos remover a dentina ou outros materiais dentários de uma forma muito controlada e precisa, utilizando pontas que são muitas vezes aproximadamente do mesmo tamanho que um canal radicular ou mais pequenas. Na mesma altura, foram introduzidas no mercado pontas concebidas para fornecer energia vibratória de uma forma focada, sem a intenção de cortar a estrutura dentária.[2]

Em 2004, foi publicado um estudo que demonstrava a capacidade da terapia por ultra-sons para melhorar a saúde das raízes que sofreram reabsorção devido ao movimento ortodôntico dos dentes, fornecendo um método não invasivo para reduzir a reabsorção radicular em seres humanos, minimizando assim os litígios de negligência ortodôntica.

Em 2008 e em 2011, foram publicados estudos separados que levantaram a hipótese do potencial da terapia de ultra-sons para promover a formação óssea em torno de implantes dentários, aumentando a probabilidade de uma implantação bem sucedida e encurtando o tempo de reabilitação do paciente.

Muitos desses estudos empregam o ultrassom para métodos de irrigação ou diagnóstico por imagem; no entanto, dois estudos publicados em 2012 relatam o uso do ultrassom como um meio de intervenção terapêutica. Um dos quais aplicou uma combinação de ozono e agitação ultra-sónica a procedimentos de desinfeção endodôntica como meio de tratamento de canais radiculares. Outro estudo caracterizou as influências biológicas dos ultra-sons de baixa frequência nos tecidos dentários e concluiu que os efeitos observados, em particular os efeitos na proliferação e diferenciação de células semelhantes a odontoblastos, podem constituir um meio terapêutico de reparação da polpa dentária e da dentina.

Este repositório crescente de trabalho clínico que apoia a terapia por ultra-sons abriu a porta a uma variedade de estudos promissores e potenciais utilizações dos ultra-sons em medicina dentária. E, de acordo com uma revisão prospetiva sobre a aplicação de ultra-sons dentários, os avanços contínuos na terapia por ultra-sons irão provavelmente produzir desenvolvimentos futuros empolgantes, dado o enfoque suficiente na instrumentação e nas melhorias processuais.[3]

Ultra-sons são sons que não são audíveis porque têm frequências superiores às do som audível (30-20 KHz).[1] A imagiologia por ultra-sons, ou ecografia ou sonografia, é um método de obtenção de imagens do interior do corpo humano através da utilização de ondas sonoras de alta frequência.[28-29] Quando o feixe ultrassónico passa ou interage com tecidos de impedância acústica diferente, é atenuado por uma combinação de absorção, reflexão, refração e difusão.[30] Os ecos das ondas sonoras são registados e apresentados como uma imagem visual em tempo real.[28-30] Os ultra-sons utilizam a transmissão e a reflexão da energia acústica. Um impulso é propagado e a sua reflexão é recebida, ambos pelo transdutor, um dispositivo que pode converter a energia eléctrica em energia sónica[28] mostrado na Fig2.

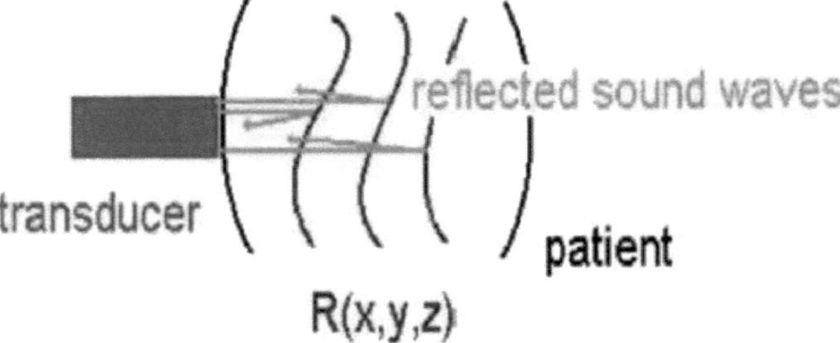

Fig2: Diagrama de transmissão e reflexão da energia acústica;

Um impulso é propagado e a sua reflexão é recebida, tanto pelo transdutor

Existem dois métodos básicos para a produção de ultra-sons:

1. Magnetostricção
2. Piezoeletricidade

1) **Magnetostricção**: que converte a energia electromagnética em energia mecânica.[2] Os dispositivos magnetostrictivos sofrem alterações na sua dimensão física quando lhes é aplicado um campo magnético. Isto é geralmente conseguido colocando uma pilha ferromagnética dentro de um solenoide através do qual passa uma corrente contínua. Isto produz tensões que levam a uma mudança na forma do material. Quando uma corrente alternada é passada através do solenoide, a pilha muda a sua forma com o dobro da frequência do campo magnético aplicado. A magnetostricção com uma pilha ferromagnética laminada é normalmente utilizada na conceção de instrumentos de medição ultra-sónicos, uma vez que se trata de um sistema robusto e de fácil fabrico. Os instrumentos magnetostritivos operam entre 18.000 e 45.000 cps, cps também conhecidos como Hertz, quando uma corrente eléctrica é fornecida a uma bobina de fio na peça de mão, é criado um campo magnético em torno da pilha ou do transdutor de haste, causando a sua contração. Uma corrente alternada produz então um campo magnético alternado que provoca a vibração da ponta. O movimento da ponta das unidades magnetostrictivas varia de quase linear a elíptico ou circular, dependendo do tipo de unidade e da forma e comprimento da ponta.[31-32] O movimento da ponta magnetostritiva permite a ativação de todas as superfícies da ponta em simultâneo, proporcionando a opção de utilizar a parte lateral, posterior ou frontal da ponta para adaptação à superfície do dente.[1]

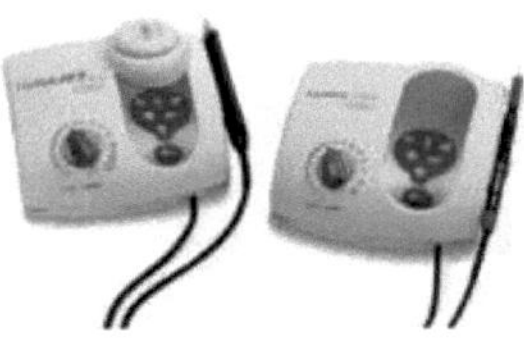

Fig3: Dispositivo magnetostrictivo

2) **Piezoeletricidade**: É utilizado um cristal que altera as suas dimensões quando é aplicada uma carga eléctrica. Esta deformação do cristal é convertida em oscilações mecânicas sem produção de calor.[2] O sistema piezoelétrico baseia-se no facto de certas estruturas cristalinas, como o quartzo, estarem sujeitas a uma mudança de forma quando colocadas num campo elétrico. Se for aplicada uma tensão alternada a uma frequência ultra-sónica através de um cristal piezoelétrico, isso resultará numa mudança de forma oscilante do cristal à frequência aplicada. Esta é então transmitida para a ponta de trabalho. Atualmente, o material piezoelétrico mais utilizado é o titanato de zirconato de chumbo (PZT). Os geradores piezoeléctricos são mais eficientes a frequências na gama dos MHz do que na dos KHz, embora alguns tenham sido desenvolvidos para utilização em medicina dentária. No entanto, a estrutura cristalina tem uma fraca resistência ao choque e esses instrumentos são mais frágeis do que os seus homólogos magnetostritivos. A unidade piezoeléctrica funciona na gama de 25.000-50.000 cps e é activada por alterações dimensionais nos cristais alojados na peça de mão à medida que a eletricidade é passada sobre a superfície dos cristais.[1] A vibração resultante produz um movimento da ponta que é principalmente linear na direção e geralmente permite que apenas dois lados da ponta estejam activos em qualquer altura. As unidades piezoeléctricas têm algumas vantagens em relação às unidades

magnetostrictivas anteriores, uma vez que oferecem mais ciclos por segundo, 40 contra 24 kHz. As pontas destas unidades funcionam num movimento linear, para a frente e para trás, semelhante a um pistão, o que é ideal para aplicações endodônticas.[32]

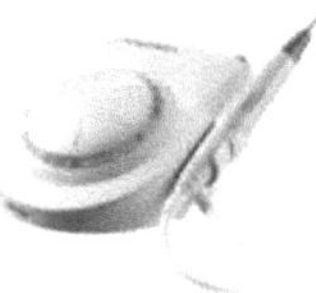

Fig4: Unidades piezoeléctricas

PROPRIEDADES

As propriedades importantes das ondas ultra-sónicas são as seguintes

1. As ondas ultra-sónicas vibram a uma frequência superior à gama audível para os seres humanos (20 kilohertz).[2]

2. As ondas de ultra-sons não atravessam o ar.[34]

3. Os ultra-sons têm dificuldade em penetrar no osso e, por isso, só conseguem ver a superfície exterior das estruturas ósseas e não o que está no seu interior. [28]

4. Ao contrário dos raios X, em que a imagem é produzida pela radiação transmitida, a parte reflectida do feixe produz a imagem na ultrassonografia.[30]

5. A imagiologia por ultra-sons baseia-se nos mesmos princípios envolvidos no sonar utilizado pelos morcegos, navios no mar e pescadores com detectores de peixe.[32] À medida que o som atravessa o corpo, são produzidos ecos que podem ser utilizados para identificar a distância a que um objeto se encontra, o seu tamanho, a sua forma e a sua consistência (fluida, sólida ou mista).[28]

6. A ultrassonografia é uma técnica não invasiva e relativamente barata para obter imagens dos tecidos superficiais em tempo real.[28,29,34]

7. A imagiologia por ultra-sons não envolve qualquer radiação ionizante.[28,34]

8. As ondas de ultrassom têm uma velocidade quase constante de ~1500 m/s na água. A velocidade da onda sonora na água é semelhante à dos tecidos moles.[28]

9. As ondas de ultra-sons têm um elevado conteúdo energético. Podem ser transmitidas a uma grande distância sem grande perda de energia.

2

10.As ondas de ultra-sons produzem um calor intenso quando atravessam objectos.[2]

EFEITOS

Efeitos primários dos ultra-sons: Os ultra-sons podem ser descritos pelos seguintes efeitos principais.

Efeito térmico

À medida que uma onda de ultra-sons atravessa os tecidos, a sua energia é reduzida e dissipada sob a forma de calor, levando a uma elevação da temperatura dos tecidos. Os efeitos deste fenómeno nos tecidos dependem da dimensão do aumento da temperatura, do tempo durante o qual é mantido e da sensibilidade térmica do tecido. Na maioria dos tecidos, a resposta fisiológica normal será uma alternância no fluxo sanguíneo na região devido ao relaxamento reflexo das arteríolas. [1]

O aumento resultante do fluxo sanguíneo através da área tenderá a controlar os efeitos do aquecimento dentro de um aumento limitado da temperatura, com um aumento de temperatura inferior a 1°C resultando apenas num pequeno aumento global da taxa metabólica local. No entanto, uma temperatura excessivamente elevada conduz inevitavelmente a danos nos tecidos.[35,47]

Cavitação

A atividade cavitacional em relação aos ultra-sons engloba um espetro contínuo de atividade de bolhas num meio líquido. Varia desde a pulsação linear suave de corpos cheios de gás em campos sonoros de baixa amplitude (cavitação estável) até ao comportamento violento e destrutivo de cavidades cheias de vapor (cavitação transitória) em campos sonoros de alta amplitude.[35-38] A energia gerada no interior destas bolhas pode resultar em ondas de choque ou campos de cisalhamento hidrodinâmicos que podem perturbar os tecidos biológicos, e é a produção destas grandes forças disruptivas que são úteis na remoção de placas e cálculos durante a destartarização ultra-sónica.[35,39-41]

A ocorrência de cavitação requer a presença de corpos gasosos ou bolhas no meio, que têm sido denominados núcleos de cavitação.[35,38] Na presença de um campo de ultra-sons, uma bolha crescerá e sofrerá pulsação respiratória em resposta às oscilações de pressão aplicadas estabelecidas pelo campo.[35,37] À medida que a bolha pulsa, ondas transversais são criadas na sua superfície, que se tornam distorcidas e instáveis à medida que a amplitude ultra-sónica aumenta. Em torno da bolha original formam-se microbolhas que actuam como novos locais de atividade cavitacional. A formação de microbolhas está associada ao início da cavitação transitória, onde as bolhas mostram um fenómeno de "colapso" com a temperatura do gás na bolha a atingir milhares de graus Celsius e vários milhares de atmosferas de pressão.[35,47,42] (Fig. 5 e 6)

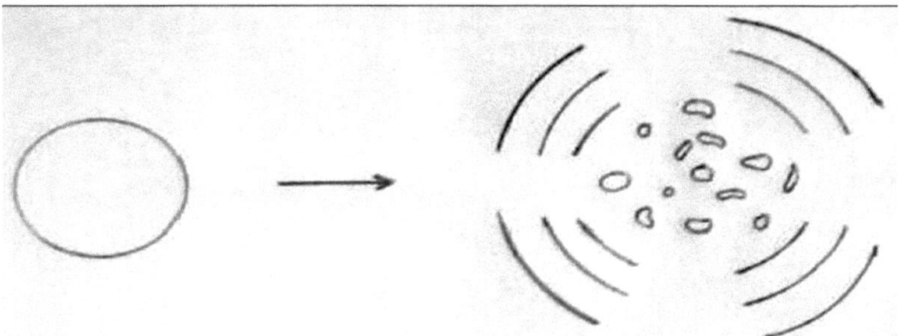

Fig5: Representação esquemática de um possível colapso da bolha. Uma bolha livre a colapsar em pequenos fragmentos e a irradiar ondas de choque.

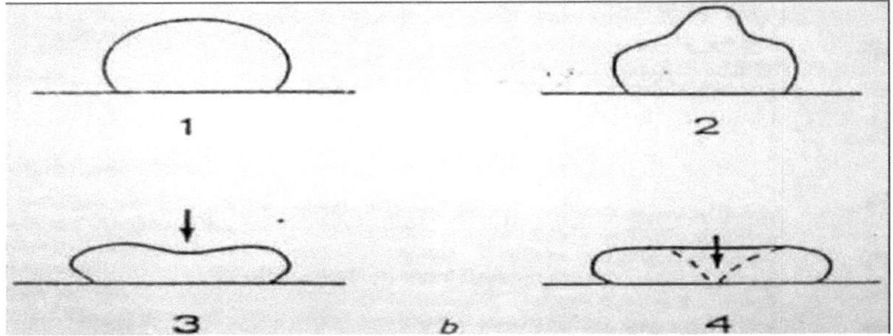

Fig6: Representação esquemática do possível colapso de uma bolha. (1) Bolha na superfície sólida, (2) sofrendo deformação, (3) produzindo um jato de líquido a alta velocidade, (4) o jato perfura a bolha e danifica a superfície sólida.

Os efeitos exigentes da cavitação transitória são devidos às ondas de choque irradiadas durante as fases finais do colapso das bolhas ou aos jactos de líquido a alta velocidade resultantes de movimentos não lineares da face das bolhas. A baixas frequências de ultra-sons, da ordem dos 20-40 KHz, ocorre facilmente o crescimento de micronúcleos e a subsequente cavitação transitória.[35,40,43]

Microstreaming acústico

A rápida pulsação cíclica do volume de uma bolha de gás resulta na formação de um padrão complexo de fluxo estável no líquido próximo da superfície da bolha.[35]

O microfluxo acústico é um fenómeno que existe num meio fluido, como a água, e é caracterizado pela produção de grandes forças de cisalhamento.[44] Pode ser demonstrado em torno de um cilindro sólido oscilante dentro de um fluido ou de um cilindro estacionário dentro de um fluido oscilante.[35] (Fig:7)

O microfluxo acústico que ocorre em torno dos scalers ultra-sónicos depende da amplitude do deslocamento, da orientação da ponta e da presença do meio aquoso. Aumenta com o aumento da amplitude de deslocamento, embora dependa da geometria da ponta, da orientação da ponta e da distância da ponta oscilante.[1]

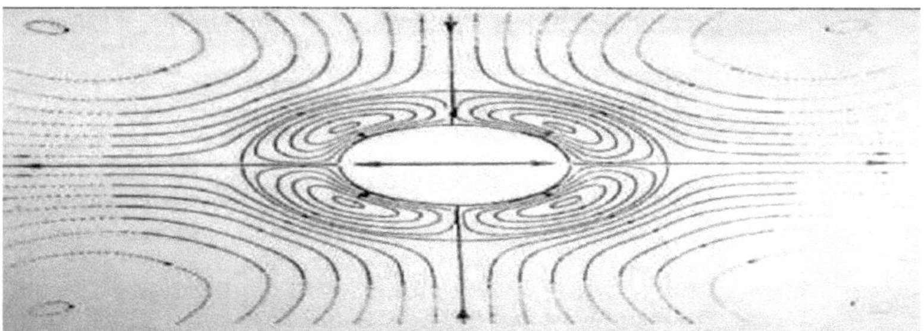

Fig7: Previsão teórica do campo de microfluxo acústico gerado em torno de um cilindro sólido que oscila num fluido estacionário.

As dimensões dos padrões demonstram uma rápida taxa de variação da velocidade do fluxo com a distância.[37] Por conseguinte, embora as velocidades em si sejam apenas da ordem de alguns centímetros por segundo,[38] os gradientes devidos à taxa de variação da velocidade produzirão grandes tensões de cisalhamento hidrodinâmicas perto do objeto oscilante (ou seja, sonda ou bolha de gás) que podem perturbar ou danificar células ou tecidos biológicos.[35,44,45]

Efeitos químicos (Sonochemicals)

Para além dos efeitos cavitacionais mecânicos, o tratamento ultrassónico para desincrustação dentária também resultou na formação de produtos sonoquímicos.[46] A agitação das vibrações ultra-sónicas liberta os iões contidos no meio de propagação a grande velocidade e intensidade.[47]

Quando a cavitação ultra-sónica (semelhante à radiação ionizante) actua sobre soluções aquosas de certos compostos, incluindo ar dissolvido, oxigénio e azoto, os radicais livres produzidos devido à decomposição das moléculas de água reagem com estes compostos ou gases.

Tanto os radicais livres como outros compostos formados no interior da solução (ácidos nitroso e nítrico) são de particular importância biológica, tendo em conta as suas actividades químicas.[46] Os radicais livres produzidos estão relacionados com a amplitude da deslocação e com a geometria da ponta de escalada.[48]

Forças de radiação

Qualquer meio ou objeto no caminho de um feixe ultrassónico está sujeito a uma força de radiação, que tende a empurrar o material na direção da onda em propagação.[35,49] Esta força é pequena, mas num campo de ondas estacionárias pode ser aumentada e atuar a uma curta distância, de modo a que as partículas densas do meio sejam empurradas para regiões de amplitude máxima de pressão acústica.

Nos vasos sanguíneos, isto pode causar a agregação local de células sanguíneas, levando à estase.[35,50] As forças de radiação podem também aumentar a atividade cavitacional num campo de ondas estacionárias.[35,37]

INSTRUMENTOS ULTRA-SÓNICOS

O ultrassom na medicina é aplicado em uma variedade de freqüências com instrumentação e metodologias variadas. À medida que a compreensão dos efeitos dos ultra-sons nos tecidos biológicos evoluiu, o mesmo aconteceu com os instrumentos com os quais os ultra-sons são aplicados.

A instrumentação ultra-sónica portátil foi introduzida pela primeira vez na medicina dentária em 1955 como um desenho de sonda que foi sugerido sob a forma de uma ponta de raspagem modificada para preparações de cavidades. Foi realizada e demonstrada pela primeira vez em 1957 e os aparelhos de destartarização ultra-sónicos deste tipo ainda hoje são amplamente utilizados na clínica.[3]

Um dos avanços mais importantes na endodontia foi a utilização do microscópio cirúrgico, que por sua vez exigiu a evolução de uma série de microinstrumentos endodônticos. Entre estes, os instrumentos ultra-sónicos foram os que mais evoluíram. A tecnologia ultra-sónica está disponível há muito tempo; a única coisa necessária para fazer um instrumento ultrassónico moderno foi a incorporação de uma curva contra-ângulo e extremidades de trabalho paralelas.[14]

O desenho do contra-ângulo permitiu uma melhoria dramática no acesso processual para dentes anteriores e posteriores, para além de uma visão discreta ao microscópio.[5]

A técnica de ultra-sons é essencialmente um método não rotativo de corte de tecidos duros dentários e materiais de restauração utilizando oscilações piezo-eléctricas. O corte da estrutura dentária com pontas de ultra-sons é análogo ao corte de dentina com a broca mais fina que se possa imaginar. Devido ao facto de o campo operatório ser tão restrito, a utilização de uma grande ampliação e de uma iluminação adequada é essencial durante a utilização destes instrumentos.[51] A combinação de instrumentos ultra-sónicos com a ampliação e a iluminação proporcionadas pelo microscópio cirúrgico foi denominada microultrasonics[5] . Existe uma variedade de desenhos de pontas ultra-sónicas, que variam em complexidade desde curvas simples a curvas multiangulares. Estas pontas podem ser longas e delgadas ou curtas e robustas; também podem ser de corte final ou de corte lateral, e feitas de diferentes materiais, como aço inoxidável ou ligas de titânio. As pontas de aço inoxidável podem ser revestidas com nitreto de zircónio ou grão de diamante para aumentar a eficiência e a durabilidade. Algumas pontas são concebidas para funcionar a seco, enquanto outras são fornecidas com portas de água para aumentar o efeito de arrefecimento e lavagem. [14]

A compreensão completa destas e de outras variáveis é fundamental para a seleção e utilização adequadas das pontas de ultra-sons.[5] Quase todos os sistemas atualmente disponíveis oferecem a opção de utilizar instrumentos ultra-sónicos num campo húmido ou seco. As vantagens de um campo húmido incluem uma lavagem mais fácil do campo e o efeito de arrefecimento. No entanto, a área tem de ser seca para que o médico tenha uma visão mais clara do campo operatório.

Atualmente, as pontas de ultra-sons são fabricadas e revestidas com diferentes materiais. O sistema endodôntico ultrassónico Enac utiliza pontas de aço inoxidável que são eficazes e muito económicas. Para melhorar a eficiência, os instrumentos ultra-sónicos também foram fabricados com um revestimento de nitreto de zircónio. Estas pontas foram concebidas para funcionar a seco.

 As pontas revestidas com diamante duram mais tempo e estão associadas a uma maior eficiência quando comparadas com pontas não revestidas ou revestidas com nitreto de zircónio. A liga de titânio proporciona flexibilidade e maior movimento vibratório às pontas. Estas pontas são de corte final e são utilizadas para cortar profundamente dentro dos canais radiculares. A quebra das pontas de ultra-sons é um fenómeno comum. Uma vez partidas, estas pontas saltam normalmente para fora do canal ou podem ser recuperadas facilmente. No entanto, algumas destas pontas são bastante caras e devem ser utilizadas corretamente para evitar quebras desnecessárias.

A razão mais comum para a quebra das pontas é o facto de não serem utilizadas nas frequências recomendadas. Por isso, é importante seguir as recomendações do fabricante no que diz respeito à intensidade ultra-sónica a que uma determinada ponta deve ser utilizada. [51]

Os resultados de um estudo recente revelaram um aumento significativo da amplitude de deslocação e da profundidade de corte da dentina com um aumento da potência. No entanto, as pontas mais finas e compridas, com diâmetros transversais pequenos, fracturam-se facilmente quando utilizadas a uma intensidade elevada. Por outro lado, as pontas curtas e robustas utilizadas para vibrar pinos para fora dos canais radiculares são operadas a uma intensidade média-alta.

 Do mesmo modo, as pontas que são utilizadas para a remoção em massa de dentina ou materiais de restauração também necessitam de ser utilizadas a intensidades moderadas a elevadas. As pontas de desbaste devem ser utilizadas a baixa intensidade. [14]

Em geral, as pontas grossas e curtas funcionam com intensidades mais elevadas, enquanto as pontas longas e finas funcionam com intensidades mais baixas. Cada sistema de instrumentos vem normalmente com o seu próprio motor ultrassónico, que é capaz de gerar frequências ultra-sónicas na gama de 20 kHz a 30 kHz. Estas frequências geram padrões de oscilação comparáveis na ponta dos instrumentos. No entanto, a oscilação da ponta ultra-sónica pode ser interrompida se for introduzida em canais estreitos ou aplicada com força contra a dentina ou o material de restauração.

Para serem eficazes, estes instrumentos devem ser mantidos em movimento a todo o momento. Se o instrumento começar a estagnar, o contacto com a superfície de corte deve ser interrompido temporariamente para permitir que a ponta recupere as suas oscilações. Além disso, para usufruir de toda a gama de potência, deve ser utilizada uma chave inglesa para apertar os instrumentos no lugar; caso contrário, o instrumento pode soltar-se durante a utilização. Atualmente, não é recomendada a utilização destes instrumentos em doentes com pacemakers cardíacos.[51]

Os instrumentos ultra-sónicos utilizados para vários tratamentos endodônticos não cirúrgicos e cirúrgicos são os seguintes

1. dicas BUC

- BUC-1
- BUC-1A
- BUC-2
- BUC-2A
- BUC-3
- BUC-3A

2.dicas de câmara de polpa

- E2D
- E3D
- E6D
- E7D
- E10

- E15

3. pontas do terço médio

- E4D
- E5
- E11
- E18
- E18D

4. dica de ativação

- E1

5. dicas de cirurgia apical

- P1
- P1B
- P1C
- P1TC
- P1T
- P1M

6. dicas de pós-remoção

- E8
- E9
- E12

7. dicas de retirada

- R1

- R2

8.Pro Pontas endo cirúrgicas ultra

9.CT, UT, SJ DICAS

10.Dicas KiS

11.ACETON Peça de mão ultra-sónica

12.Brasseler Peça de mão ultra-sónica

13.J. Morita Peça de mão ultra-sónica

14.Obtura Spartan Peça de mão

15.Sybron Endo Peça de mão ultra-sónica

1. Dicas BUC: Concebidas para o refinamento do acesso

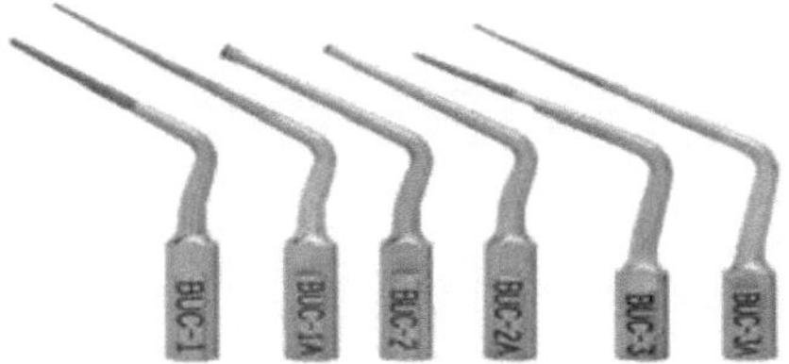

Fig8: Pontas BUC

BUC-1 e BUC-1A

O BUC-1 e o BUC-1A podem ser utilizados para a remoção de dentina grosseira, deslocando os ângulos da linha de acesso, cortando uma ranhura na parede de acesso mesial para entrar nos canais MB2 e para desobstruir câmaras pulpares. Útil para encontrar MB2s reclusos.

BUC-2 e BUC-2A

A BUC-2, com a sua ponta radial em forma de disco, pode ser utilizada para aplanar os cálculos pulpares fixados a partir do pavimento da câmara pulpar. Em molares, pode ser utilizada para alisar horizontalmente o pavimento da câmara pulpar para chegar à dentina de cor mais escura. Pode ser utilizado para preparar os cantos do acesso a molares e bicúspides.

BUC-3 e BUC-3A

O BUC-3 e o BUC-3A são instrumentos extremamente activos com pontas afiadas. São utilizados para perseguir canais a meio de uma raiz ou para escavar à volta de um pilar ou de um obturador com base em suporte para o remover. A porta de água é colocada perto da superfície de corte da ponta. Utilizar apenas com o nível de potência mais baixo.

BUC 1 - "O Cortador"

A ponta arredondada elimina as fissuras e as valas no chão da câmara de polpa.

- Corte e aperfeiçoamento de ângulos de linha

- Perseguição de calcificações

- Alisamento dos muros de acesso

- Corte de calhas MB

- Revestido a diamante

- Porto de água

- 17,0 mm de comprimento, 0,6 mm de diâmetro
- Grão fino

BUC 1A - "O cortador magro

A ponta arredondada elimina as fissuras e as valas no chão da câmara de polpa.

- Excelente dica para cortar a guta-percha em casos de retratamento
- Ajuda na remoção de instrumentos separados
- Ação de corte suave
- Revestido a diamante
- Porto de água
- 22,0 mm de comprimento. 0,3 mm de diâmetro
- Grão fino

BUC 2 - "A plaina"

A ponta em forma de disco permite-lhe alisar horizontalmente o chão da câmara de polpa.

- Aviar com segurança as pedras da polpa fixadas para fora
- A conceção única impede o corte do pavimento da câmara
- Revestido a diamante
- Porto de água
- 17,3 mm de comprimento, 1,4 mm de diâmetro

- Grão médio

BUC - 2A - "A plaina de precisão

O diâmetro mais pequeno permite um alisamento preciso nos cantos.

- Óptima ponta para preparar os cantos dos acessos a molares e bicúspides
- Revestido a diamante
- Porto de água
- 17,3 mm de comprimento, 1,0 mm de diâmetro
- Grão fino

BUC 3 - "O escavador

Ponta extremamente ativa para cortar apicalmente em canais calcificados.

- Excelente dica para percorrer as mensagens
- A porta de água situada no eixo permite uma perfeita lavagem e arrefecimento do local de trabalho
- Revestido a diamante
- 20,2 mm de comprimento
- Grão fino

BUC 3A - "O escavador mais magro

Concebida para a escavação em torno de instrumentos partidos na metade coronal da raiz.

- Revestido a diamante

- Porta de água situada mais atrás no veio

- 24,2 mm de comprimento, 1/2 diâmetro do BUC-3

- Grão fino

2. pontas da câmara de polpa:

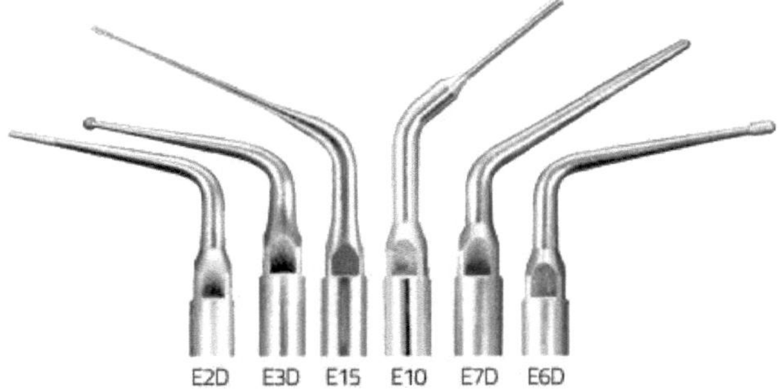

As pontas da câmara de polpa são utilizadas para:

- Acesso à refinação
- Localização de canais calcificados
- Localização de zonas de istmo
- Localização dos canais mesiais médios
- Localização dos canais MB2
- Remoção de pedras da polpa

- Remoção de materiais de restauração

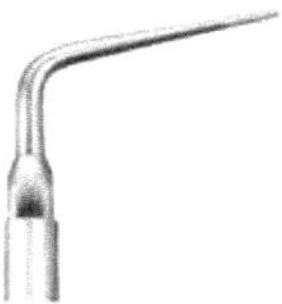

Fig9: E2D

O E2D - Diamante Cónico é indicado para o corte lateral e final, alargamento do istmo e abertura de canais.

Utilizar para estes procedimentos:

Na câmara pulpar: Localização dos canais mesiais médios, localização dos canais MB2

No terço intermédio: Limpeza de áreas de istmo, remoção de ficheiros separados.

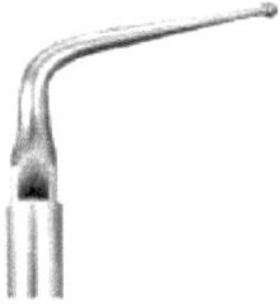

Fig10: E3D

O E3D - Ball Diamond proporciona um controlo de corte fino durante a escavação. Foi concebido para remover obstruções coronais, encontrar canais, materiais de restauração, calcificações, etc. O E3D cria uma ranhura de canal lisa, plana e limpa que facilita a localização do canal.

Também pode ser utilizado para refinar as margens de preparação e as preparações em caixa, e para remover cáries.

Utilizado para estes procedimentos:

Na câmara da polpa: Localização de canais calcificados, Localização de canais MB2, Remoção de pedras e calcificações da polpa, Remoção de materiais de restauração

Em Remoção de Postes: Remoção do poste de fibra.

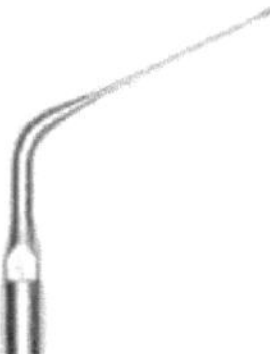

Fig11: E15

E15: O Finder é uma ponta ultra-sónica revestida de diamante com um diâmetro de extremidade semelhante ao de uma broca #2 Gates Glidden (cerca de 0,7 mm). Concebida inicialmente para localizar canais MB2, também tem sido utilizada com grande eficácia para localizar canais calcificados, localizar istmos e preparar o orifício do canal radicular. A sua forma longa permite uma melhor visualização através do microscópio.

Esta ponta pode ser pré-curvada da mesma forma que uma lima manual de aço inoxidável.

Utilizar para estes procedimentos:

Na câmara da polpa: Localização de canais calcificados, Localização de áreas de istmo, Localização de canais mesiais médios, Localização de canais MB2.

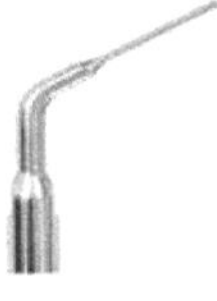

Fig12: E10

E10 - Cortar e condensar

O E10 é utilizado para a remoção em massa de calcificações da câmara pulpar ou de outros materiais de restauração que possam obstruir o acesso ao canal radicular. Também pode ser utilizado para cortar e condensar Gutta-Percha.

Utilizar para estes procedimentos:

No terço intermédio: Obturação de Gutta-Percha, corte e condensação de Gutta-Percha.

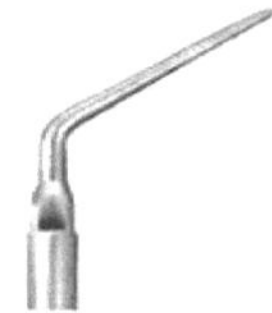

Fig13: E7D

E7D - Access Diamond tem uma excelente durabilidade. A sua ação de corte final é altamente recomendada para a localização do canal, remoção de obstruções, calcificações, cáries e refinamento das margens de preparação.

Utilizar para estes procedimentos:

Na câmara da polpa: Refinamento do acesso, localização de canais calcificados, localização de canais MB2, remoção de pedras e calcificações da polpa, remoção de materiais de restauração.

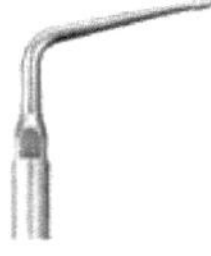

Fig14: E6D

O E6D - Pear Diamond tem uma excelente durabilidade. É utilizado para localizar canais, remover obstruções coronárias, calcificações, materiais de restauração, cimentos (permanentes e temporários), etc. A ponta cria um sulco suave, plano e limpo que facilita a localização do canal. Também pode ser utilizada para refinar margens de preparação e preparações em caixa, e para remover cáries.

Utilizar para estes procedimentos:

Na câmara pulpar: Refinamento do acesso, localização de canais calcificados, localização de áreas de istmo, localização de canais mesiais médios, localização de canais MB2, remoção de pedras e calcificações da polpa, remoção de materiais de restauração

Em Remoção de poste: Remoção de postes de fibra.

3. Terço médio Dicas:

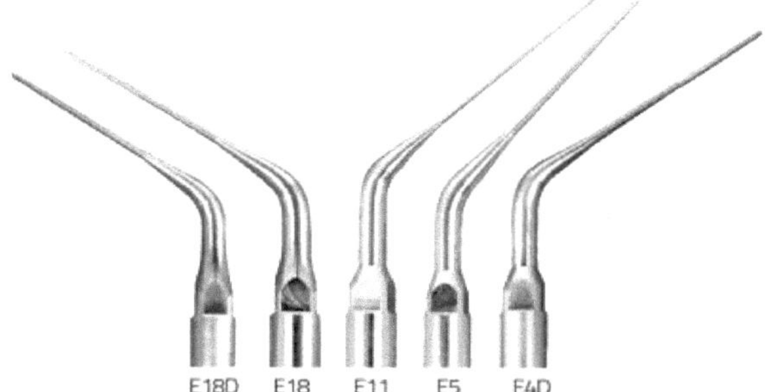

As pontas do terço médio são utilizadas para:

Limpeza das zonas de istmo

Limpeza de canais achatados

Remoção de ficheiros separados

Obturação com Gutta-Percha

Corte e condensação de Gutta-Percha

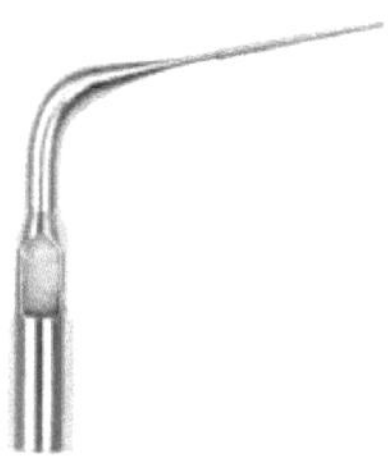

Fig15: E18D

E18D: A ponta Isthmus Diamond foi especialmente desenvolvida para tratar áreas de istmo ou de baixo acesso, nas quais é necessária uma ação de corte lateral e de extremidade.

Utilizar para estes procedimentos:

No terço médio: Limpeza de áreas de istmo, Limpeza de canais achatados, Remoção de limas separadas, Remoção de postes de fibra.

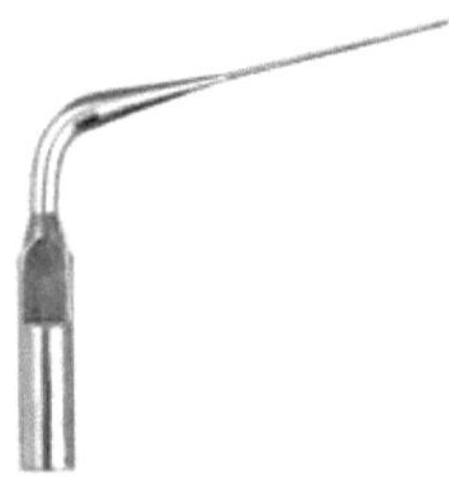

Fig16: E18

E18: A ponta Isthmus é utilizada para a remoção selectiva de dentina em áreas de istmo ou de baixo acesso e é uma excelente escolha para retratamentos, desobstrução de canais radiculares e remoção de Gutta-Percha.

Utilizar para estes procedimentos:

Na Terceira Parte Intermédia: Limpeza de áreas de istmo, remoção de ficheiros separados

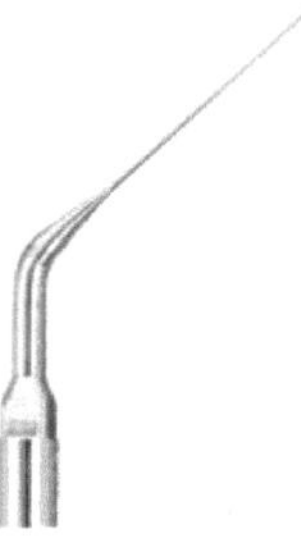

Fig17: E11

E11: O Heatsonic é um inserto de conicidade .05/20 ISO, ideal para termoplastificar Gutta-Percha na porção mais apical do canal. Para evitar a utilização acidental de água durante os procedimentos, o inserto Heatsonic não possui uma porta de água.

Utilizar para estes procedimentos:

No terço médio: Limpeza de canais achatados.

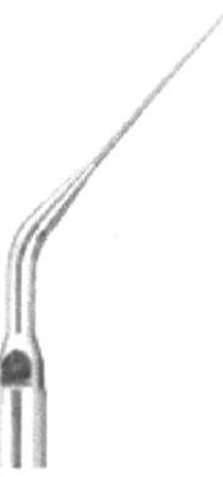

Fig18: E5

E5 - Cónico Longo, é utilizado para uma escavação muito fina em torno de obstruções do canal, tais como suportes Thermafil, pontas de prata, instrumentos separados, postes e para remover camadas de cimento.

Utilizar para estes procedimentos:

No terço médio: Remoção de limas separadas, Obturação com Gutta-Percha, Corte e condensação de Gutta-Percha.

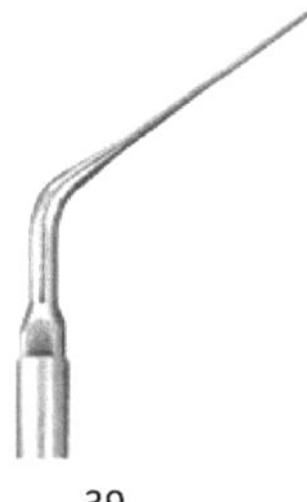

Fig19: E4D

E4D: O Diamante Longo proporciona um corte lateral seguro e eficaz ou a remoção da dentina do pavimento pulpar. Essencial para alargar o acesso e para abrir as paredes dos sulcos.

Utilizar para estes procedimentos:

No terço médio: Limpeza de áreas de istmo, Limpeza de canais achatados, Remoção de limas separadas.

Na câmara de polpa: Remoção de fibras de postes.

4. Conselhos de ativação

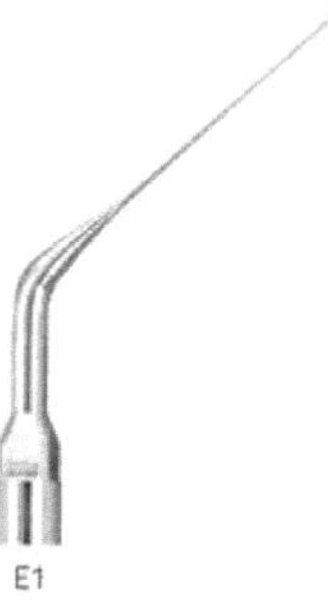

Fig20: E1

E1 - Irrisonic, simples de utilizar, clinicamente eficaz e económico. A ponta Irrisonic é utilizada para ativar a solução de irrigação após a preparação do canal radicular. Com uma ponta de tamanho .01 taper/20 ISO, a Irrisonic pode ser pré-curvada e utilizada em vários casos. Utilização recomendada com um nível de potência muito baixo (10%).

Utilizar para estes procedimentos:

Em Ativação: Ativação da solução de irrigação, Ativação do hidróxido de cálcio, Ativação do cimento

Em retratamento: Limpeza de canais em retratamentos.

5. Dicas de cirurgia apical

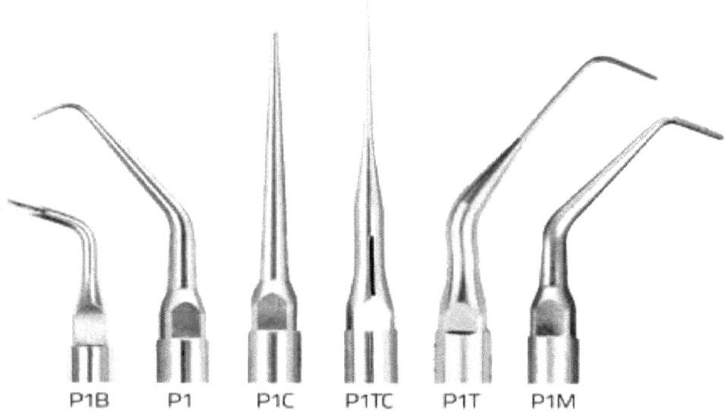

Pontas de cirurgia apical utilizadas para:

Cirurgias apicais

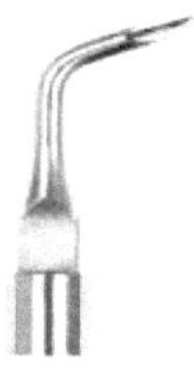

Fig21: P1B

P1B - A ponta cirúrgica endodôntica Bladesonic é indicada para efetuar a ressecção radicular durante a cirurgia apical.

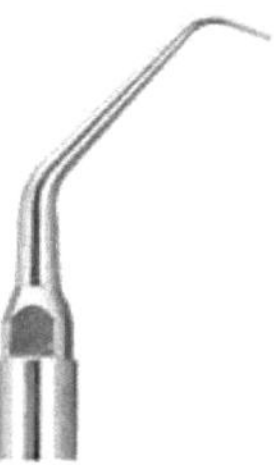

Fig22: P1

P1: a ponta cirúrgica endodôntica P1 é indicada quando são necessárias profundidades de retropreparação padrão.

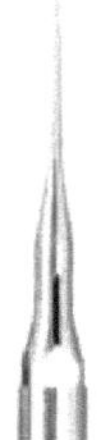

Fig23: P1C

P1C: a ponta cirúrgica endodôntica personalizada P1C é uma P1 reta que pode ser dobrada uma vez em qualquer ângulo e direção necessários.

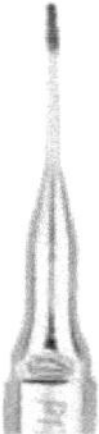

Fig24: P1TC

P1TC: a ponta endodôntica cirúrgica fina personalizada P1TC é uma P1T reta que pode ser dobrada uma vez em qualquer ângulo e direção necessários.

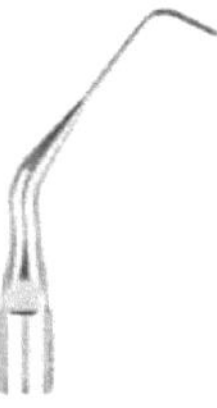

Fig25: P1T

P1T: a ponta fina cirúrgica endodôntica P1T é indicada quando são necessários diâmetros de retropreparação mais pequenos.

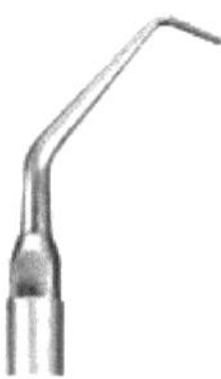

Fig26: P1M

P1M: a ponta longa cirúrgica endodôntica P1M é indicada quando são necessárias profundidades de retropreparação mais profundas.

6. Dicas pós-remoção

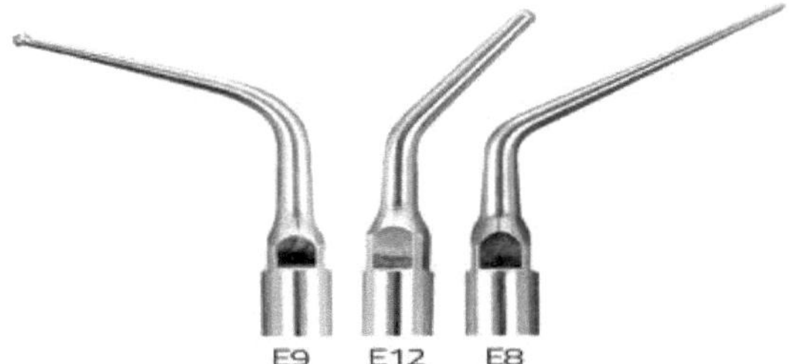

Dicas de pós-remoção utilizadas para:

Remoção de postes fundidos

Remover mensagens com rosca

Remoção de postes de fibra

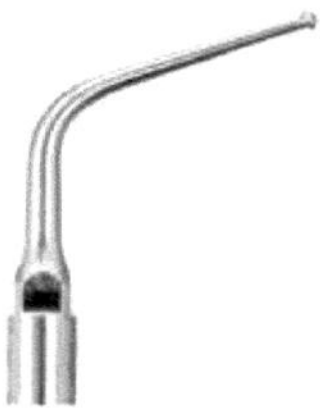

Fig27: E9

A ponta E9 - Post Removal é recomendada para a remoção de núcleos metálicos e não metálicos, particularmente em molares com acesso limitado.

Utilizar para estes procedimentos:

Em Remoção de espigão: Remoção da coluna roscada.

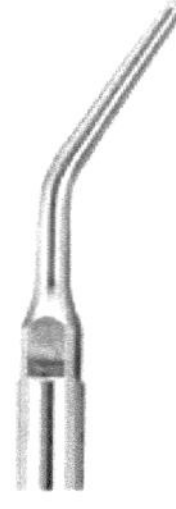

Fig28: E12

E12: O E12 é recomendado para pós-remoção.

Utilizar para estes procedimentos:

Em Remoção de poste: Remoção de postes fundidos.

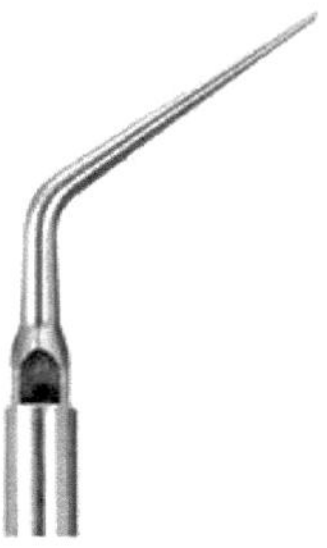

Fig29: E8

E8: Scouter, tem uma excelente durabilidade. É utilizado principalmente para abrir um orifício do canal ou remover cimento de postes metálicos.

Utilizar para estes procedimentos:

Em Remoção de espigões: Remoção de postes fundidos, Remoção de postes roscados.

7. Conselhos para o retiro

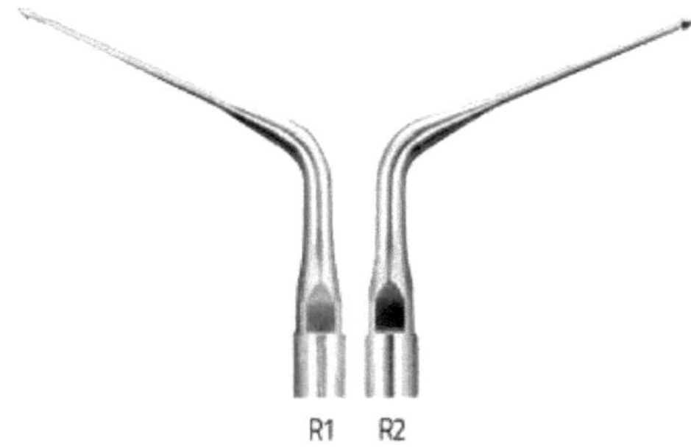

Retiro Dicas utilizadas para:

Limpeza de canais em retratamento

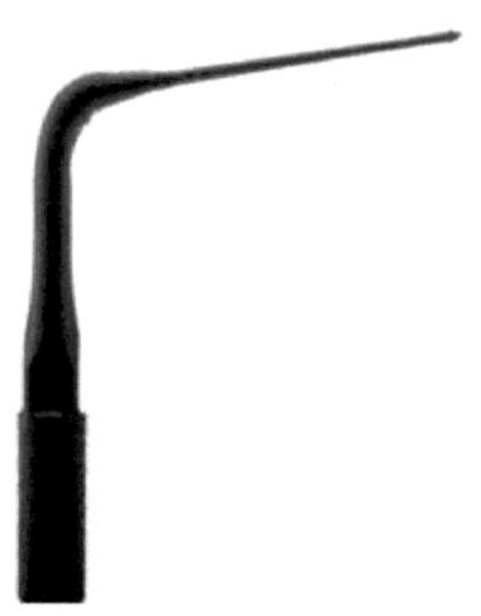

Fig30: R1

R1: A ponta R1 Clearsonic é utilizada para a limpeza selectiva de áreas que não são tocadas pelas limas tradicionais. É uma excelente escolha para retratamentos, especialmente em canais de forma oval, e muito eficaz na remoção de Gutta-Percha.

Utilizar para estes procedimentos:

No terço médio: Limpeza de canais achatados

Retiro: Limpeza de canais em retratamentos

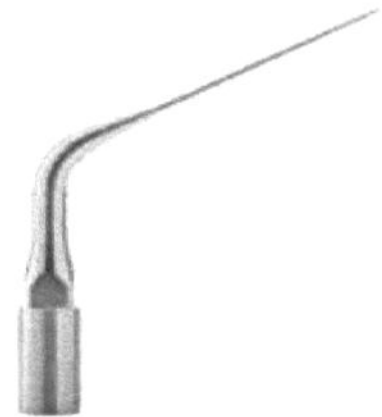

Fig31: R2

R2: A ponta R2 Flatsonic é utilizada para a limpeza selectiva de áreas que não são tocadas pelas limas tradicionais. É uma excelente escolha para retratamentos, especialmente em canais ovais longos, onde nem mesmo a R1 Clearsonic caberia. Muito eficaz na remoção de Gutta-Percha.

Utilizar para estes procedimentos:

No terço médio: Limpeza de áreas de istmo, limpeza de canais achatados, remoção de limas separadas

Na câmara pulpar: Localização dos canais mesiais médios, localização dos canais MB2

Em retratamento: Limpeza de canais em Retiros

8. Pontas endo cirúrgicas Pro Ultra (Dentsply Tulsa, EUA)

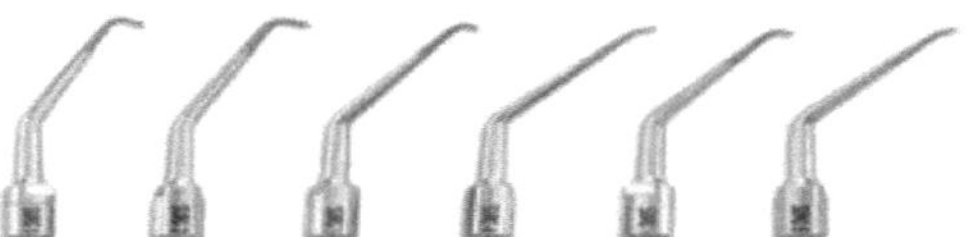

Fig32: Pontas endo cirúrgicas proUltra

Pontas endo cirúrgicas pro Ultra: Pontas cirúrgicas endodônticas ultra-sónicas revestidas a nitreto de zircónio.

Utilizado para retropreparação, obturação radicular e apicoectomia.

9. CT,UT,SJ Dicas (kerr dental)

DICAS DE TOMOGRAFIA COMPUTADORIZADA

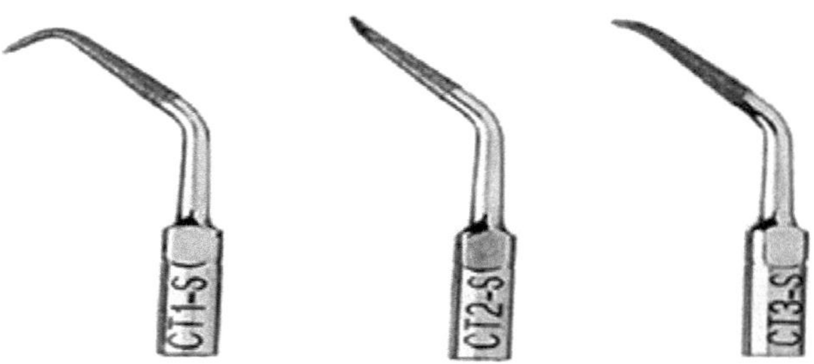

Fig33: Ponta do CT #1-3

A cirurgia é iniciada com a ponta "1" e seguida da ponta "2" ou "3", consoante a posição do dente.

Ponta de iniciação CT-1 - uma ponta de linha reta com um ângulo de 90° utilizada para iniciar a preparação.

Ponta principal direita CT-2 - uma ponta angulada para utilização na parte superior direita e inferior esquerda para completar a preparação.

Ponta principal esquerda CT-3 - uma ponta angulada para utilização na parte superior esquerda e inferior direita para completar a preparação.

Resistência: elevada

Nível de potência: 1-3

Dicas: Um pouco volumoso, utilizado em preparações amplas

Visibilidade: Moderada

Porta de água: Sim

Dicas UT

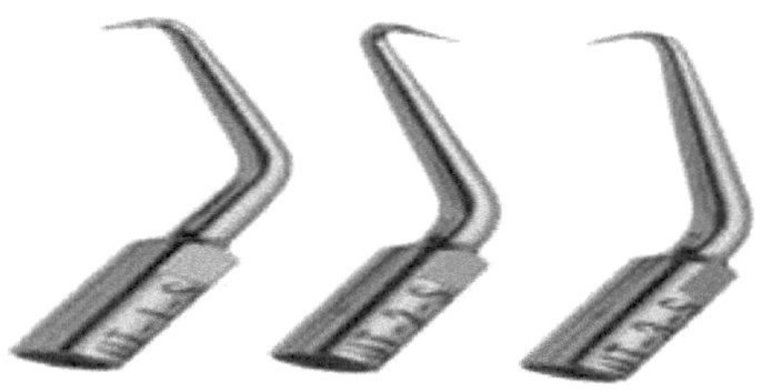

Fig34: Pontas UT #1-3

Ponta de iniciação UT-I - uma ponta de linha reta com um ângulo de 90° utilizada para iniciar a preparação.

UT-2 Universal Right Tip - uma ponta angulada para utilização na parte superior direita e inferior esquerda para completar a preparação.

UT-3 Universal Left Tip - uma ponta angulada para utilização na parte superior esquerda e inferior direita para completar a preparação.

Força: Moderada

Nível de potência: 1-2

Dicas: Tamanho moderado, pode aceder à maioria das áreas

Visibilidade: Boa

Porta de água: Sim

Dicas SJ

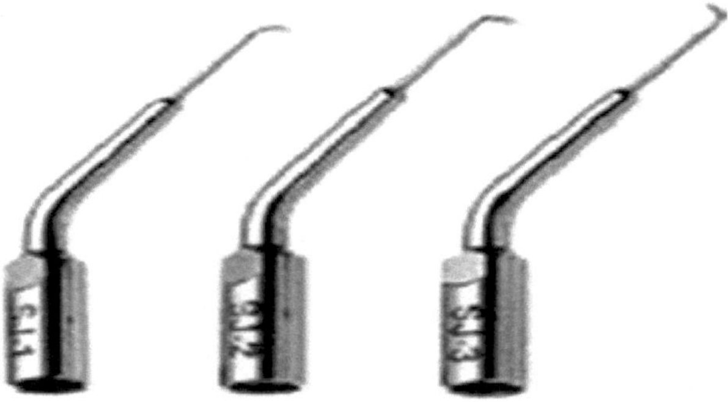

Fig35: Pontas SJ#1-3

Ponta de iniciação SJ-1 - uma ponta em linha reta com um ângulo de 90° utilizada para iniciar a preparação.

$1-2 Slim Jim Right Tip - uma ponta angular para utilização na parte superior direita e inferior esquerda para completar a preparação.

$1-3 Slim Jim Left Tip - uma ponta angular para utilizar na parte superior esquerda e inferior direita para completar a preparação

Força: Delicado

Nível de potência: 1

Pontas: Muito finas, utilizadas para preparações finas

Visibilidade: Excelente

Porta de água: Sim

11.Pontas KiS (Obtura spartan, Fenton, MO, EUA)

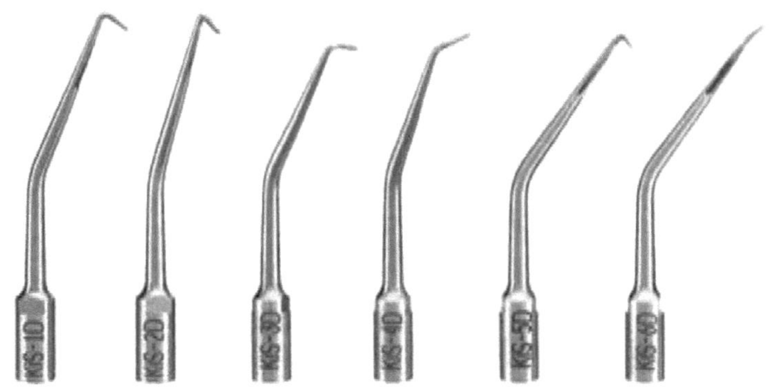

Fig36: KiS # 1D-6D

Ponta KiS 1D

Ponta microcirúrgica concebida como uma ponta de uso geral para as áreas anterior e posterior.

Ângulo de 80 graus na extremidade de trabalho

Ligeiramente mais comprido do que outros instrumentos microcirúrgicos para um melhor acesso

O revestimento de diamante reduz o risco de microfracturas, mas permite uma melhor adaptação dos materiais de obturação.

Melhoria do porto de irrigação

0,5 mm de diâmetro. Superfície de corte de 3,0 mm

Ponta KiS 2D

Concebida para aceder a raízes de maior diâmetro

Ângulo de 80 graus na extremidade de trabalho

Ligeiramente mais comprido do que outros instrumentos microcirúrgicos para um melhor acesso.

O revestimento de diamante reduz o risco de microfracturas, mas permite uma melhor adaptação do material de enchimento.

Melhoria do porto de irrigação.

0,7 mm de diâmetro, 3,0 mm de superfície de corte.

Ponta Kis 3D

Ponta microcirúrgica concebida para utilização nas raízes vestibulares dos molares mandibulares direito e esquerdo e na vestibular mesial dos molares maxilares direito e esquerdo.

Ângulo de 75 graus

Duplo ângulo

Com revestimento de diamante

Portos de água

0,5 mm de diâmetro, 3,0 mm de superfície de corte

Dicas Kis 4D

Ponta microcirúrgica concebida para utilização na raiz lingual dos molares mandibulares esquerdo e direito e na vestibular distal dos molares maxilares direito e esquerdo.

Ângulo de 130 graus

Duplo ângulo

Revestido a diamante

Portos de água

0,5 mm de diâmetro, 3,0 mm de superfície de corte

Dicas para o KiS 5D

Imagem espelhada da ponta KiS 3D.

Ponta microcirúrgica concebida para utilização nas raízes vestibulares dos molares mandibulares direito e esquerdo e na vestibular mesial dos molares maxilares direito e esquerdo.

Ângulo de 75 graus

Duplo ângulo

Com revestimento de diamante

Portos de água

0,5 mm de diâmetro, 3,0 mm de superfície de corte

Ponta do KiS 6D

Imagem espelhada da ponta KiS 4D. Ponta microcirúrgica concebida para utilização na raiz lingual dos molares inferiores esquerdo e direito.

Ângulo de 110 graus

Duplo ângulo

Revestido a diamante

Portos de água

0,5 mm de diâmetro, 3,0 mm de superfície de corte

11. peças de mão ultra-sónicas

Aceton North America : O P Max Neutron X5 possui a única peça de mão LED autoclavável, que produz 100.000 lux, e um fornecimento de ar integrado e selecionável que direcciona o ar filtrado para a ponta da peça de mão.

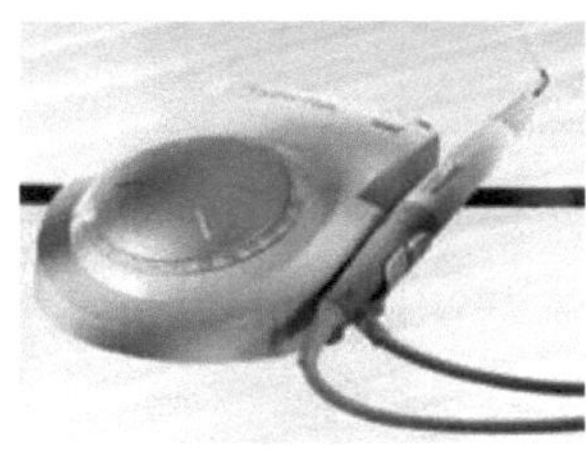

Fig37: Peça de mão ultra-sónica Aceton

Brasseler USA/NSK : O Ultrassom Piezoelétrico Varios 350 Lux é útil para a limpeza de canais endodônticos, melhoria da irrigação e remoção de cálculos pulpares, pinos e instrumentos separados.

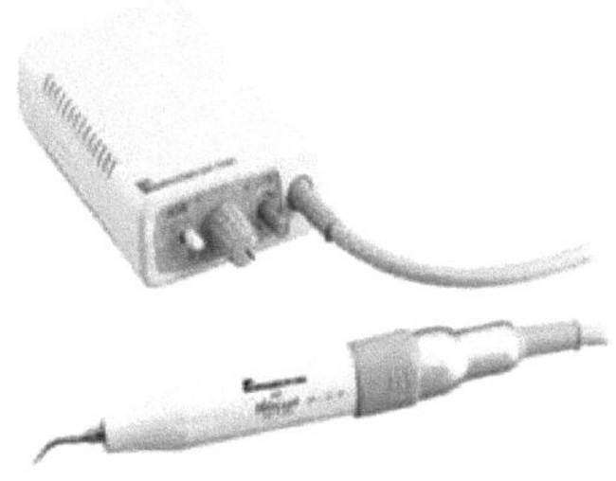

Fig38: Peça de mão ultra-sónica Brasseler

J. Morita USA : As inúmeras definições de potência e opções de pontas fazem do AZ Ultrasonic uma excelente escolha para procedimentos endodônticos, incluindo cirurgia apical.

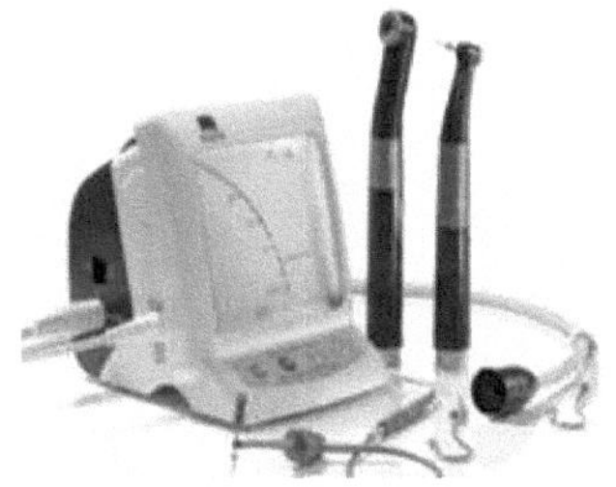

Fig39: Peça de mão ultra-sónica J.Morita

Obtura Spartan: O sistema de ultra-sons piezoelétrico Spartan MTS é o principal sistema multitarefa para todos os procedimentos multidisciplinares, tais como endodontia, periodontia e dentisteria de restauração.

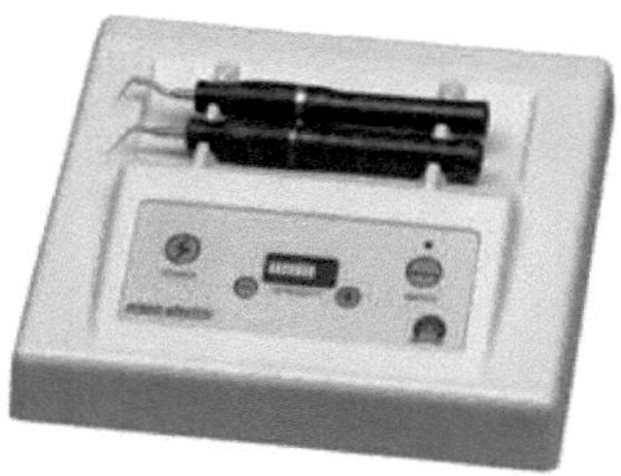

Fig40: Peça de mão ultra-sónica Obtura Spartan

SybronEndo: O MiniEndo é uma unidade ultra-sónica elegante e compacta concebida especificamente para aplicações endodônticas. A potência controlada por microprocessador foi concebida para fornecer apenas a quantidade certa de potência e a amplitude na ponta é suave e consistente, prolongando a ponta.

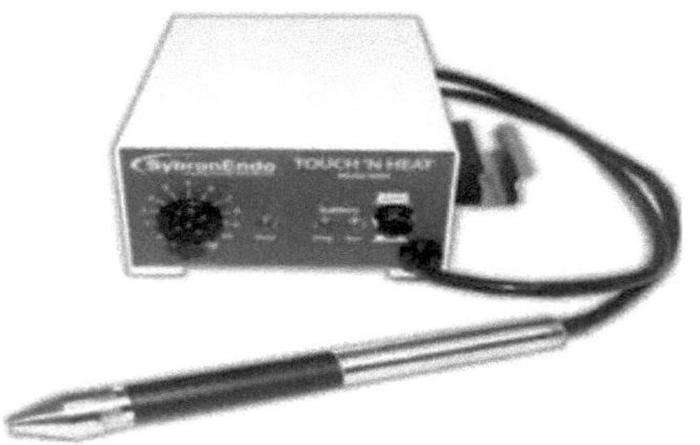

Fig41: Peça de mão ultra-sónica Sybron Endo

APLICAÇÃO EM ENDODONTIA

Atualmente, os ultra-sons em medicina dentária são utilizados principalmente para a destartarização e planeamento radicular dos dentes e na terapia de canais radiculares. Também é utilizado em medicina dentária para aplicações terapêuticas e de diagnóstico, bem como para a limpeza de instrumentos antes da esterilização.[41] O conceito de medicina dentária minimamente invasiva[52] e o desejo de preparações com dimensões reduzidas estimularam novas abordagens no desenho de cavidades e conceitos de corte de dentes, incluindo ultra-sons para a preparação de cavidades.[53]

As várias utilizações dos ultra-sons em medicina dentária são as seguintes

1. limpeza dos instrumentos

2. Diagnóstico

3. tratamento endodôntico não cirúrgico

- Refinamento do acesso e descoberta de canal calcificado

- Remoção de instrumentos separados e pedra-polpa

- Retratamento endodôntico (remoção do pino, remoção do material de obturação da raiz)

- Aumento da ação das soluções de irrigação

- Condensação ultra-sónica da guta-percha

- Colocação de agregado de trióxido mineral (MTA)

- Ativação do branqueamento interno

4. endodontia cirúrgica

LIMPEZA DOS INSTRUMENTOS

Está provado que a energia ultra-sónica é mais eficaz para melhorar a limpeza do que outras alternativas, incluindo a lavagem por pulverização, a escovagem, a turbulação, a agitação do ar e a electro-limpeza em muitas aplicações.

A capacidade da atividade ultra-sónica para penetrar e auxiliar a limpeza de superfícies interiores de peças complexas é especialmente notável. A limpeza, na maioria dos casos, requer que um contaminante seja dissolvido, deslocado ou dissolvido e deslocado.[55] O efeito mecânico da energia ultra-sónica pode ser útil tanto para acelerar a dissolução como para deslocar as partículas. Tal como é benéfico na limpeza, os ultra-sons também são benéficos no processo de enxaguamento.

Os produtos químicos de limpeza residuais são removidos rápida e completamente por enxaguamento ultrassónico. Ao remover um contaminante por dissolução, é necessário que o solvente entre em contacto com o contaminante e o dissolva. A atividade de limpeza tem lugar apenas na interface entre o solvente e o contaminante.[4] À medida que o solvente dissolve o contaminante, desenvolve-se uma camada saturada de solvente na interface entre o solvente e o contaminante. Quando isto acontece, a ação de limpeza pára, uma vez que o solvente saturado já não consegue atacar o contaminante e o solvente fresco não consegue chegar ao contaminante.

A cavitação ultra-sónica e a implosão deslocam eficazmente a camada de solvente saturado para permitir que o solvente fresco entre em contacto com o contaminante que ainda falta remover. Isto é especialmente benéfico quando se pretende limpar superfícies irregulares ou passagens internas.[54]

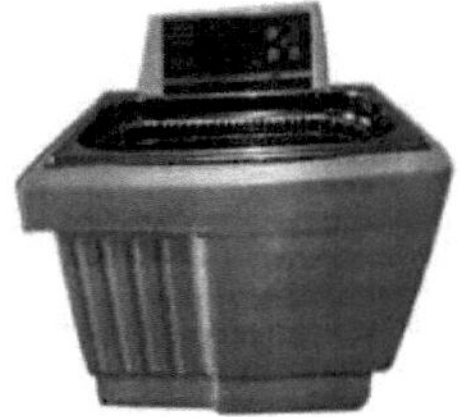

Fig42: Máquina de limpeza dentária por ultra-sons

Procedimento de limpeza por ultra-sons:

- Se os instrumentos estiverem particularmente sujos, mergulhe-os brevemente em água fria no lavatório para remover parte do sangue e outras sujidades visíveis antes da limpeza por ultra-sons.
- Assegurar que as juntas ou dobradiças são totalmente abertas e que os instrumentos que necessitam de ser desmontados são totalmente desmontados antes de serem imersos na solução.
- Colocar os instrumentos num cesto suspenso e mergulhar completamente na solução de limpeza, assegurando que todas as superfícies estão em contacto com a solução.
- Não sobrecarregue o cesto nem sobreponha os instrumentos, pois isso resulta numa limpeza deficiente e pode provocar o desgaste dos instrumentos.
- Não coloque os instrumentos no chão da máquina de limpeza ultra-sónica, pois isso resulta numa limpeza deficiente e num movimento excessivo dos instrumentos, o que pode danificá-los.
- Para evitar danos em instrumentos delicados, pode também ser necessário um sistema de cesto ou tabuleiro modificado, dependendo dos requisitos operacionais.

- Regule o temporizador para a definição correcta de acordo com as instruções do fabricante da máquina de limpeza ultra-sónica. Feche a tampa e não a abra até o ciclo estar completo.
- Após a conclusão do ciclo, escorrer o cesto de instrumentos antes de o enxaguar.[4]

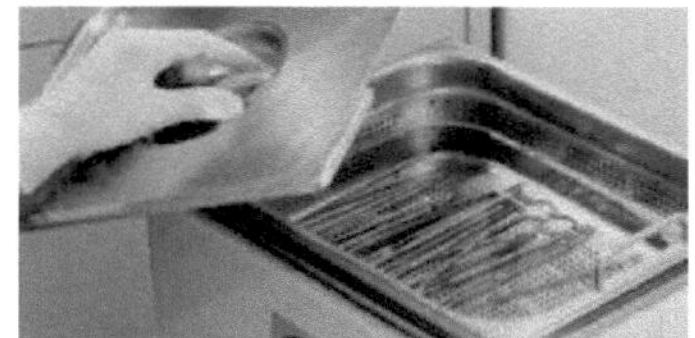

Fig. 43: Colocação de instrumentos no aparelho de limpeza

DIAGNÓSTICO

A ultrassonografia (USG) é uma técnica de imagem não invasiva e em tempo real que utiliza ondas de ultrassom para diferenciar e mapear uma área onde ocorreu uma perda ou alteração na arquitetura do tecido duro. A sonda de ultra-sons foi posicionada extra-oralmente.

Esta é uma vantagem para o diagnóstico nos casos em que uma infeção grave ou uma lesão grande não permite uma abertura adequada da boca do doente ou quando o doente não coopera e não consegue seguir as instruções.

A colocação de filmes radiográficos nas regiões posteriores da boca apresenta frequentemente um problema em que os filmes não podem ser colocados devido a um sulco pouco profundo, que pode ser eliminado por imagens de ultra-sons [57]

A imagiologia por ultra-sons em tempo real (ecografia) é amplamente utilizada em medicina: baseia-se no fenómeno da reflexão das ondas de ultra-sons (US) (ecos) nas interfaces entre tecidos que têm propriedades acústicas diferentes.

Hipoecogénica ou transónica é uma determinada área com baixa intensidade de eco; anecogénica é uma área onde não há reflexão de ecos (ou seja, qualquer área cheia de fluidos) e hiperecogénica é uma área que apresenta uma intensidade de eco elevada. O osso apresenta uma reflexão total (hiperecogénico/ecogénico) e esta é a razão pela qual a imagiologia por US só pode ser realizada através de janelas/lesões ósseas. As áreas que contêm diferentes tipos de tecidos apresentam um eco não homogéneo. [59]

A aplicação de ultra-sons Power Doppler a cores à ecografia oferece uma oportunidade para avaliar e determinar a presença, a direção e a velocidade do fluxo sanguíneo na imagem de ultra-sons do tecido examinado.

O Power Doppler a cores fornece uma representação codificada por cores do sinal Doppler e da sua modificação no tempo. A utilização de exames de ultrassom em tempo real para a avaliação de lesões ósseas de origem endodôntica foi avaliada recentemente e relatada.[61]

Dependendo da aplicação e das intensidades ultra-sónicas, divide-se em dois tipos

    1) Ultrassom de diagnóstico

    2) Ultrassom terapêutico

1) **A ecografia diagnóstica** é útil no diagnóstico de inchaços na região orofacial, perturbações das glândulas salivares, lesões periapicais, gânglios linfáticos (benignos/malignos), perturbações temporomandibulares, fracturas do côndilo mandibular, do ramo e do meio da face, biópsia por agulha grossa guiada por ecografia, injeção de toxina botulínica na glândula submandibular para hipersalivação em paralisia cerebral, recuperação de cálculos salivares por cestos.

2) **Os ultra-sons terapêuticos** são úteis para a dor miofascial, disfunção da articulação temporomandibular, litotripsia guiada por ultra-sons de cálculos salivares utilizando um litotritor eletromagnético, cicatrização óssea e osteointegração. Os ultra-sons também oferecem um grande potencial para o desenvolvimento de uma ferramenta de avaliação periodontal não invasiva, que proporcionaria um grande rendimento de informação em tempo real, relativamente a características clínicas como a profundidade da bolsa, o nível de fixação, a espessura dos tecidos, a alteração histológica, o cálculo, a morfologia óssea, bem como a avaliação da estrutura dentária quanto a fissuras. Vários estudos identificaram também que a espessura do tumor e a profundidade de invasão são indicadores de prognóstico do cancro oral, especialmente com metástases

nos nódulos regionais. A ecografia permite a medição nodal no ecrã e um estudo de Aggarwal et al. mostra a utilidade da ecografia em escala de cinzentos para avaliar nódulos suspeitos de metástases e a relação entre o tamanho do nódulo e a ecogenicidade do nódulo. Assim, o estado do gânglio linfático pode ser avaliado com êxito através de ultra-sons antes de cirurgias extensas.[63]

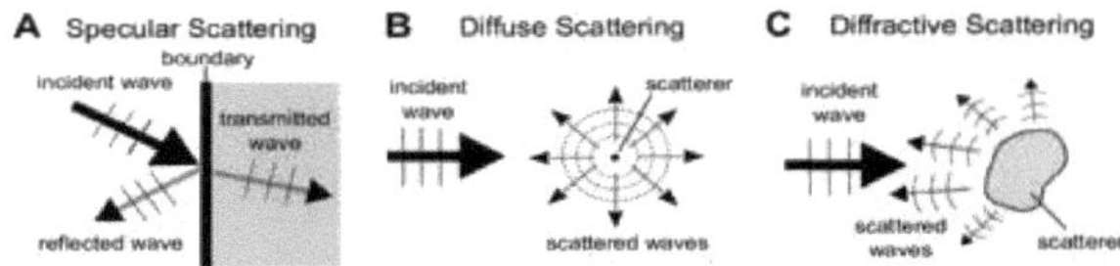

Fig44: Diferentes tipos de interacções entre as ondas de ultra-sons e os tecidos.

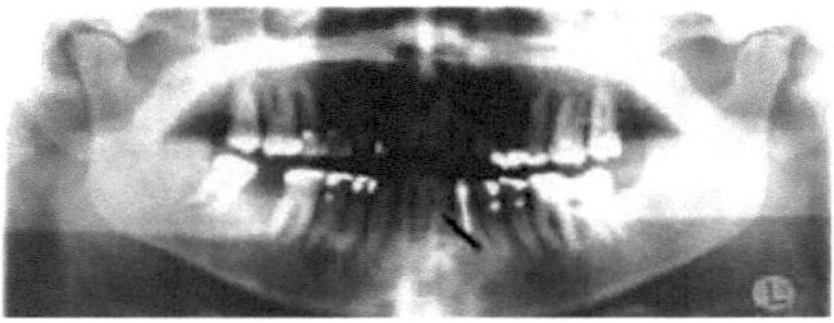

Fig. 45 (a): Radiografia panorâmica mostrando uma lesão envolvendo a área perirradicular do dente 33 (seta).

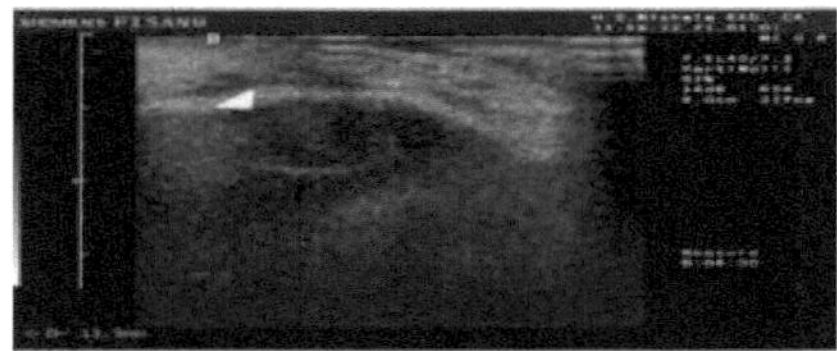

Fig 45 (b): Ecotomograma (imagem de ultra-sons) que mostra uma lesão transónica (seta) com contornos bem definidos e reforçados (a linha a tracejado indica o diâmetro maior da lesão).

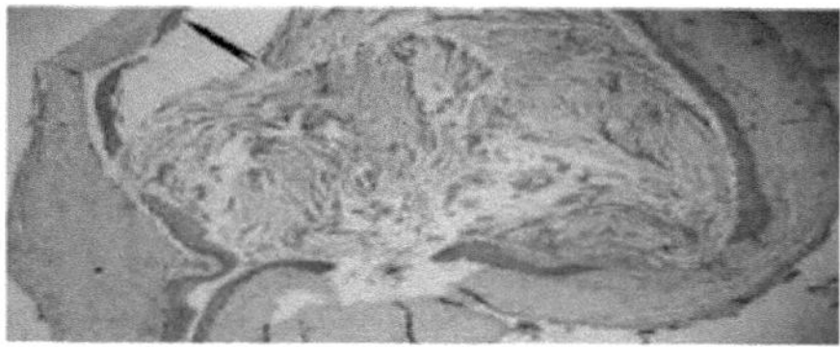

Fig. 45 (c): A microfotografia de uma das secções da lesão mostra uma cavidade quística revestida por epitélio (seta).

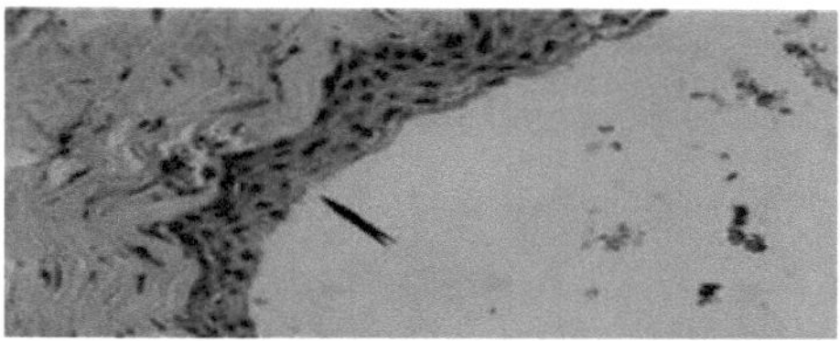

Fig45(d): Microfotografia de um pormenor da lesão anterior mostrando o epitélio escamoso estratificado (seta).

Diagnóstico de patologia periapical

A aplicação do exame ecográfico ao estudo da doença endodôntica tem sido tentada com sucesso. A técnica é de fácil execução e pode mostrar a presença, o tamanho exato, a forma, o conteúdo e o suprimento vascular das lesões endodônticas no osso. A sonda ecográfica, revestida com uma proteção de látex e coberta com o gel ecográfico, deve ser movimentada na região vestibular da mandíbula ou da maxila, correspondendo à raiz do dente de interesse.[56] A sonda normal, até à data, tem tido um bom desempenho, embora seja necessário disponibilizar um instrumento mais específico para uso dentário.

O osso alveolar aparece como uma superfície totalmente reflectora (branca) se for saudável, os contornos das raízes dos dentes são ainda mais brancos, este tecido é então considerado hiperecogénico. Uma cavidade cheia de líquido no osso aparece como uma superfície hiporreflectora (escura) em diferentes graus, dependendo da limpeza do líquido (hipoecogénica); uma cavidade serosa simples não tem reflexão (anecogénica ou transónica).[59] As lesões sólidas no osso têm um aspeto ecogénico misto, o que significa que os seus ecos são reflectidos com diferentes intensidades (cinzento claro). Se o osso for irregular ou reabsorvido na proximidade da lesão, isto pode ser visto como um eco não homogéneo, se o contorno ósseo que limita uma lesão for reforçado, então é muito brilhante. Os principais pontos de referência anatómicos, como o canal mandibular, o canal mental e o seio maxilar, são claramente distinguidos e, na sua maioria, transónicos. [58]

No Doppler a cores, é possível ver a vascularização no interior da lesão e à sua volta; o seu pormenor é realçado pela utilização de meios de contraste.[61]

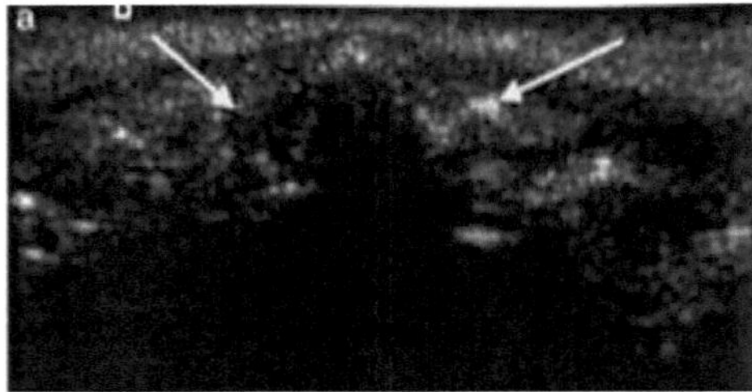

Fig 46: Imagem em tempo real dos maxilares por ultrassom. (a) Vista ecográfica do perfil da mandíbula: os contornos das raízes são visíveis (setas); a imagem representa uma área hiperecogénica onde ocorre uma reflexão total.

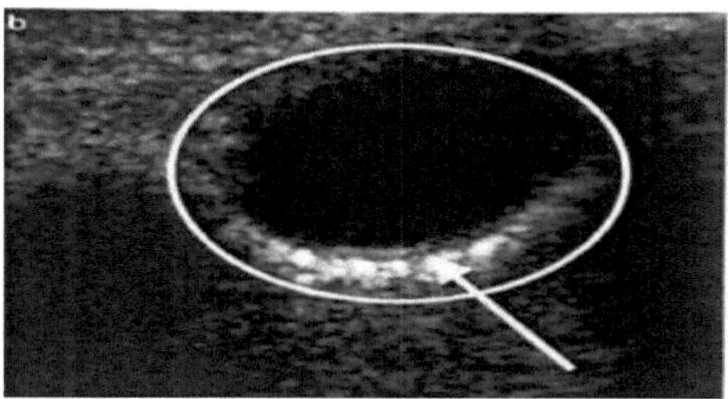

Fig46(b): Lesão quística como vista na imagem de ultrassom (circulada): é uma cavidade anecóica ou transónica onde não ocorre reflexão: o contorno ósseo reforçado desta lesão é hiperecóico (seta).

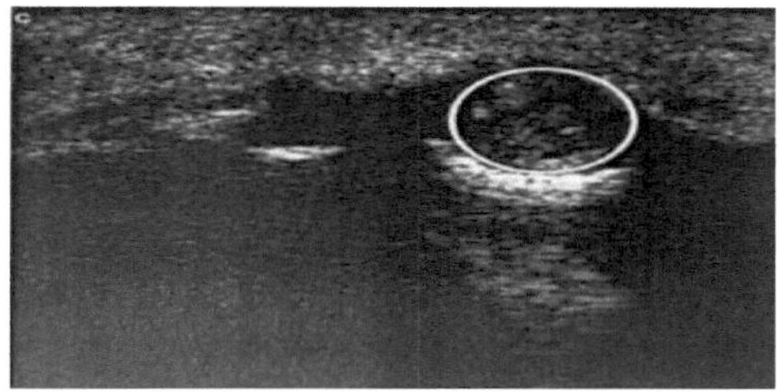

Fig46 (c): Lesão periapical como vista na imagem de ultrassom (circulada). Trata-se de uma área ecogénica onde os ecos são reflectidos com diferentes intensidades.

Diagnóstico da vitalidade da polpa

A imagiologia por ultra-sons Doppler tem sido utilizada em muitas áreas médicas como uma técnica não invasiva e sem radiação para avaliar o fluxo sanguíneo em sistemas micro-vasculares. Os ultra-sons também foram recentemente aplicados à medicina dentária.

Alguns estudos demonstraram que as imagens de ultrassom Doppler fornecem informações suficientes sobre a microvascularidade para o tratamento dentário.[65] Recentemente, Yoon et al. relataram que o ultrassom Doppler poderia ser efetivamente utilizado para avaliar o fluxo sanguíneo pulpar nos espaços pulpares. Foi observada uma diferença significativa entre a velocidade linear, a pulsação e os indicadores de resistência circulatória do fluxo sanguíneo pulpar em dentes vitais e radiculares.

Nos dentes com obturação radicular, o ultrassom Doppler revelou uma onda linear e não pulsátil, enquanto que nos dentes vitais a onda foi pulsátil, caraterística de uma arteríola. Concluiu-se com este estudo que o ultrassom Doppler pode detetar o fluxo sanguíneo pulpar em dentes vitais através de indicadores como velocidade linear, pulsação e resistência circulatória.[60]

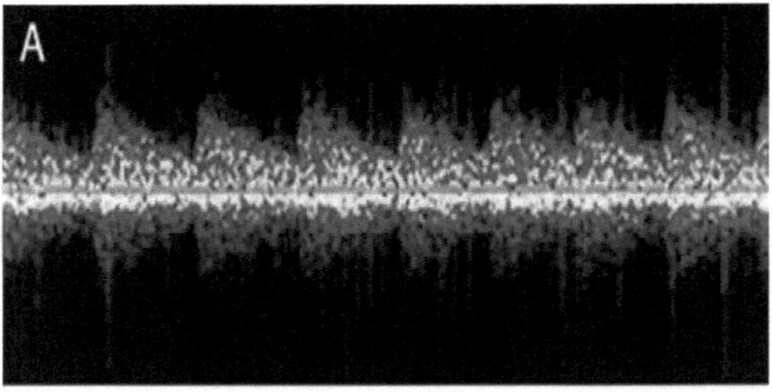

Fig47 (a): Imagem de ultrassom doppler dos maxilares.

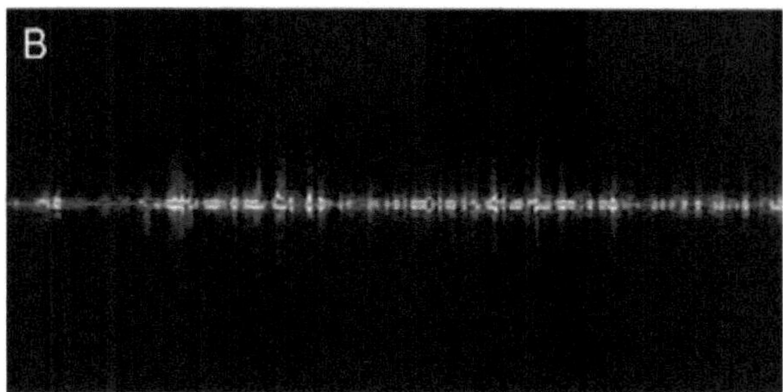

Fig 47(b): Imagem de ultrassom doppler em dente preenchido com raiz

Noutro estudo realizado por Yoon et al, em 2012, referiram que as imagens de ultra-sons doppler podem medir a velocidade reduzida da corrente sanguínea após uma injeção de anestésico local contendo 180 000 epinefrinas. [60]

Havia vários problemas com as imagens de ultrassom Doppler ao medir o fluxo sanguíneo pulpar. Estes incluem a dificuldade em transmitir energia ultra-sónica suficiente para a cavidade pulpar e detetar pequenas mudanças de frequência Doppler produzidas pelo sangue pulpar de movimento lento.

Estas limitações foram parcialmente ultrapassadas com o recente desenvolvimento de dispositivos ultra-sónicos de alta frequência (20-100 MHz). Berson et al relataram que uma frequência de 20 MHz poderia ser usada para medir os perfis de velocidade (velocidades <0,05 mm/s) em vasos de 100 a 300 mm de diâmetro.[66] Cho e Park, em 2014, relataram que a imagem de ultrassom doppler pode ser uma ferramenta eficaz para avaliar a vitalidade do dente quando o teste de frio e o EPT não fornecem informações adequadas, especialmente após uma lesão traumática. No entanto, a utilização do ultrassom Doppler requer mais investigação sobre o potencial de respostas falsas positivas e negativas para aumentar a sua fiabilidade clínica.[68]

Diagnóstico de cáries

A imagiologia ultra-sónica foi introduzida para a deteção de lesões cariosas precoces em superfícies lisas. A desmineralização do esmalte natural é avaliada pela técnica de eco de pulso de ultrassom. Observa-se que existe uma correlação definitiva entre o conteúdo mineral do corpo da lesão e as alterações relativas da amplitude do eco. Utiliza-se uma sonda ultra-sónica que envia ondas longitudinais para a superfície do dente e que tem também a função de receber as ondas. As lesões iniciais de manchas brancas, que se estendem apenas até ao esmalte, não produzem ecos superficiais ou produzem ecos fracos. Os locais com cavitação visível produzem ecos com amplitude substancialmente maior. O método, se melhorado, pode ser uma alternativa realista ao diagnóstico radiográfico de cáries na superfície proximal. É também mais sensível do que o método tátil visual, mas não é um método quantitativo.[67]

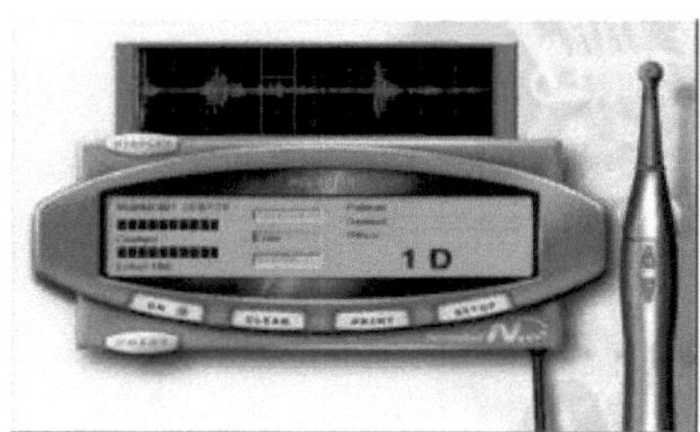

Fig48: Detetor de cáries por ultra-sons

ENDODONTIA NÃO CIRÚRGICA

Refinamento do acesso e descoberta de canal calcificado

Um dos desafios da endodontia é a localização dos canais, particularmente nos casos em que o orifício ficou ocluído por dentina secundária ou dentina calcificada secundária à colocação de materiais de restauração ou pulpotomias. Com cada preparação de acesso num dente calcificado, existe o risco de perfurar a raiz. A falta de um acesso em linha reta é a principal causa de separação, perfuração e incapacidade de negociar limas até ao final da radiografia.[70] A visualização microscópica e os instrumentos ultra-sónicos são uma combinação segura e eficaz para obter resultados óptimos. [72-74]

 Nos procedimentos de acesso convencionais, as pontas de ultra-sons são úteis para o refinamento do acesso, localização de canais MB2 nos molares superiores e canais acessórios noutros dentes, localização de canais calcificados em qualquer dente e remoção de cálculos pulpares aderentes.[74] As vantagens das pontas ultra-sónicas são o facto de não rodarem, aumentando assim a segurança e o controlo, ao mesmo tempo que mantêm uma elevada eficiência de corte. Isto é especialmente importante quando o risco de perfuração é elevado. O acesso visual e o controlo superior que as pontas de corte ultra-sónicas proporcionam durante os procedimentos de acesso fazem delas uma ferramenta muito conveniente, especialmente no tratamento de molares difíceis. Ao localizar os canais MB2 nos molares superiores, os ultra-sons são um excelente meio para a remoção da dentina secundária na parede mesial.

 Os ultra-sons funcionam bem quando se rompe a calcificação que cobre o orifício do canal. Uma ponta de calha é sempre uma boa escolha. As pontas maiores com uma extensão limitada revestida a diamante devem ser utilizadas durante a fase inicial de remoção de calcificação, interferências, materiais e dentina secundária, uma vez que oferecem uma eficiência de corte máxima e aumentam o controlo durante o trabalho na câmara pulpar.

A fase subsequente de encontrar os orifícios do canal deve ser efectuada com pontas mais finas e mais compridas que facilitem o trabalho em áreas mais profundas, mantendo uma visão clara[70,71] . As pontas revestidas de diamante utilizadas no tratamento endodôntico ortógrado demonstraram uma eficiência de corte significativamente maior do que as pontas de aço inoxidável ou as pontas revestidas de nitreto de zircónio, mas têm tendência a partir-se.[75]

Além disso, as pontas diamantadas mais finas parecem ser capazes de transmitir a oscilação da unidade ultra-sónica de forma mais eficiente para a dentina, o que resulta numa ação de corte mais agressiva.[76] O corte ultrassónico parece ser significativamente influenciado pelo ajuste da potência, uma vez que fragmentos maiores de dentina são removidos com maior potência,[77] e pelo tipo de unidade ultra-sónica utilizada. Por conseguinte, deve ter-se cuidado ao procurar os orifícios do canal, uma vez que o corte agressivo pode causar uma modificação indesejável da anatomia da câmara pulpar. [69]

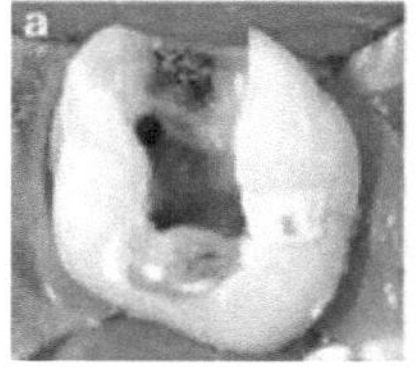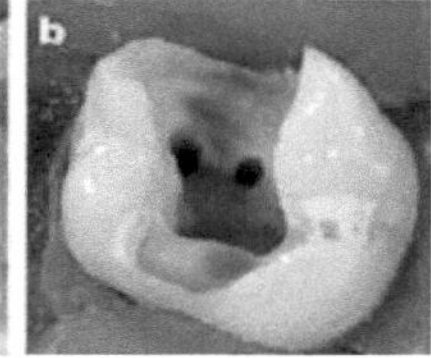

Fig48: O orifício do segundo canal mesiovestibular (MB2) num primeiro molar superior foi localizado (a) e ampliado. (b) O esporão de dentina no

orifício foi eficazmente eliminado com a utilização de uma ponta de ultra-sons revestida a diamante, permitindo assim uma fácil localização do orifício do canal.

Refinação do acesso passo a passo

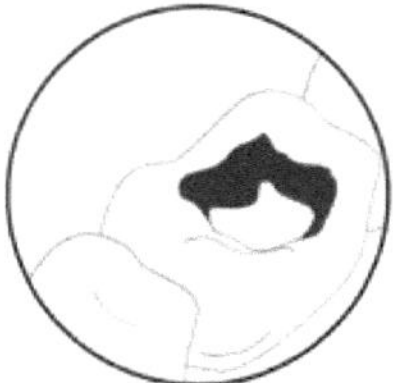

1. Escolha uma pastilha ultra-sónica de formato redondo (E3D, E6D ou E7D) para remoção de dentina.

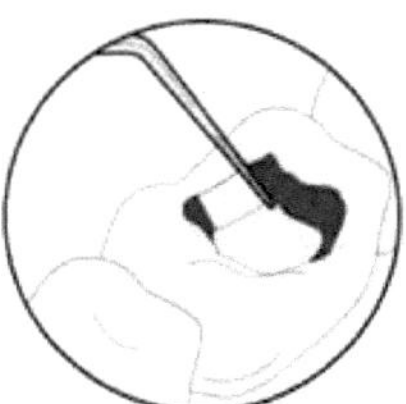

2. Colocar o inserto no interior da câmara pulpar. Não ligue a vibração (pedal) até que a ponta ultra-sónica esteja a tocar na dentina.

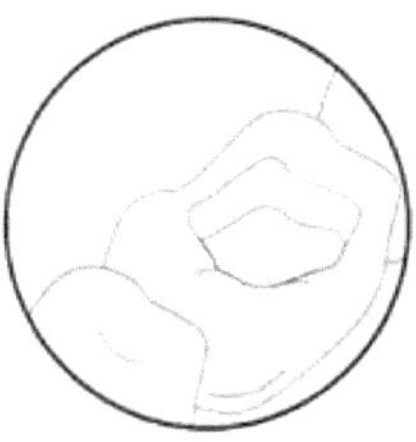

3. Eliminar quaisquer interferências e materiais que possam estar a bloquear o acesso aos canais radiculares. Colocar a pastilha no interior da câmara pulpar, entrar em contacto com a dentina e, em seguida, ativar a ação ultra-sónica. [78]

Localização passo a passo do canal calcificado

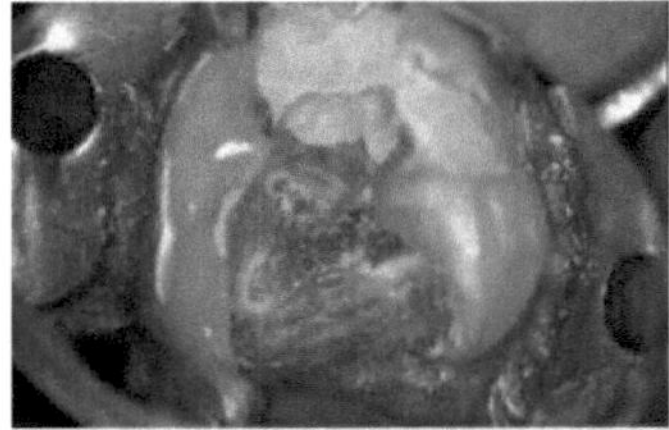

1. Depois de conseguir acesso à câmara pulpar utilizando uma turbina de alta velocidade, coloque a ponta de ultra-sons E6D em contacto direto com a calcificação.

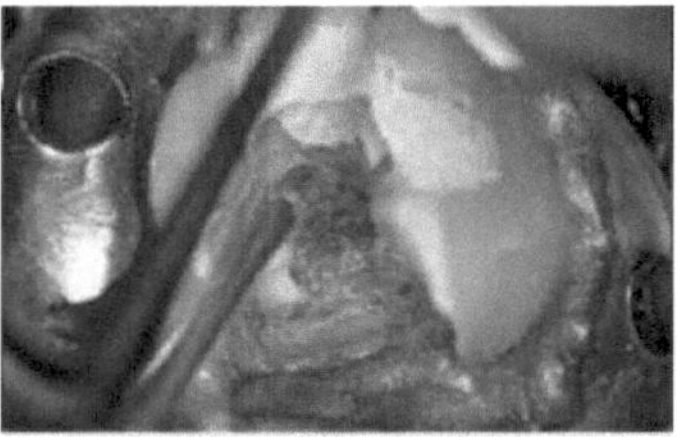

2. Iniciar a remoção através de movimentos rectos e contínuos sobre a calcificação (não utilizar água durante este passo).

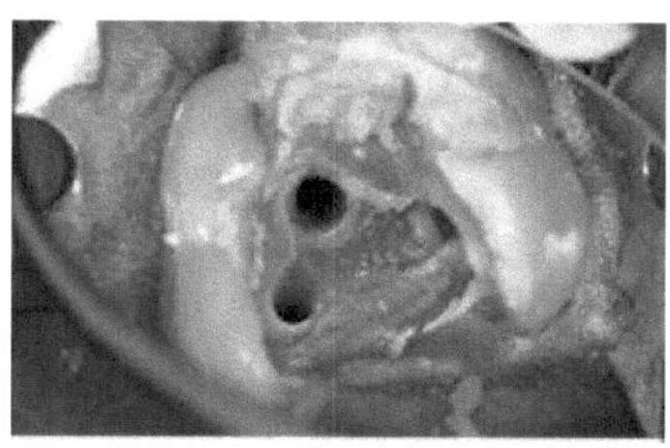

3. As pastilhas ultra-sónicas destinam-se a ser utilizadas durante curtos períodos de tempo, para evitar o sobreaquecimento. Para enxaguar e remover a dentina e os restos de polpa, utilizar uma seringa com hipoclorito de sódio, seguida de aspiração e secagem da câmara pulpar.[78]

Localização passo a passo dos segundos canais mesiovestibulares (MB2)

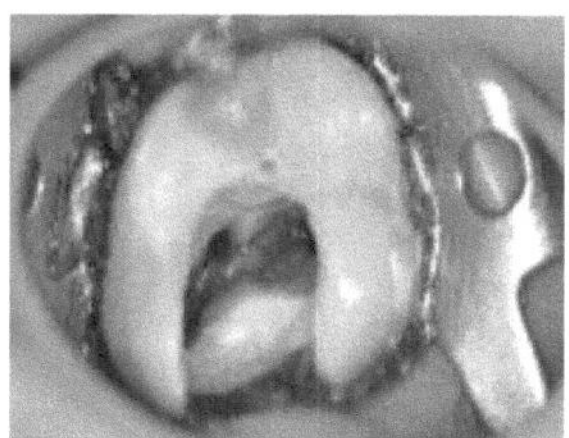

1. O orifício para o MB2 está normalmente localizado ao longo da linha imaginária que liga o canal mesiovestibular principal (MB1) e o canal palatino, normalmente a 2-3 milímetros de distância do orifício do MB1.

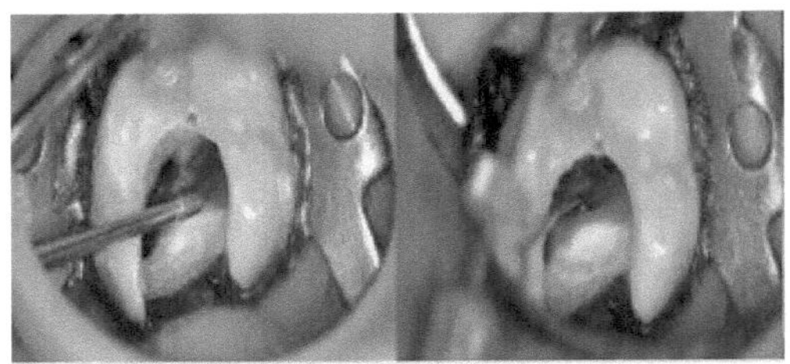

2. Utilizando uma pastilha ultra-sónica revestida a diamante (E2D ou E6D), crie um sulco que ligue o MB1 e os canais palatinos. Isto irá remover a dentina secundária, de cor mais clara.

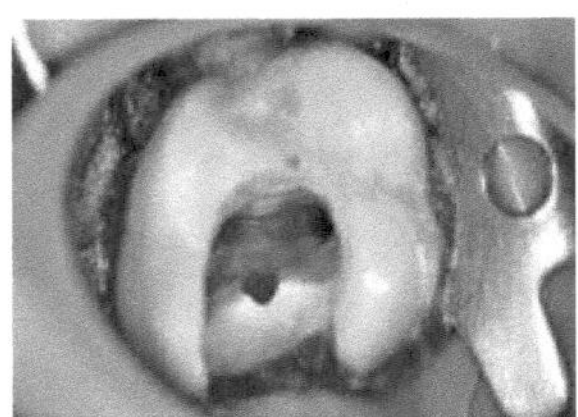

3. A dentina que cobre o fundo da câmara pulpar e a sua parede mesial deve ser completamente removida.[78]

Remoção de obstrução interacanal

Os clínicos são frequentemente confrontados com dentes tratados endodonticamente que têm obstruções, tais como pastas duras impenetráveis, instrumentos separados, pontas de prata ou pinos nas suas raízes.[79] Se o tratamento endodôntico falhou, essas obstruções precisam ser removidas para realizar o retratamento não cirúrgico. Foram relatados muitos instrumentos e técnicas.[80,81] Incluem brocas apropriadas;[82] pinças especiais;[83] instrumentos ultra-sónicos em contacto direto ou indireto;[84-87] técnicas de limagem periférica na presença de solventes, quelantes ou irrigantes;[88] entrega de microtubos utilizando técnicas de adesão mecânica;[89] e diferentes kits e extractores. [90-92]

A energia ultra-sónica provou ser eficaz como adjuvante na remoção de pontas de prata, instrumentos fracturados e pinos cimentados. [93]

A remoção de um obstáculo de um canal radicular deve ser efectuada com um mínimo de danos no dente e nos tecidos circundantes.[82] Demasiada destruição da estrutura do dente irá complicar a fase de restauração e, como resultado, irá muito provavelmente diminuir o prognóstico geral. Embora seja possível remover muitos fragmentos, um pequeno número não pode ser removido devido ao acesso limitado, apesar da utilização de pontas ultra-sónicas[101] . Quando o obstáculo impede o acesso ao ápice radicular, não é possível efetuar uma preparação adequada, a desinfeção e a obturação de todo o sistema de canais radiculares. O acesso em linha reta é essencial e permite a máxima visibilidade do fragmento metálico.[102] Por isso, o uso de magnificação (microscópio operatório odontológico ou lupas) é fundamental, pois proporciona visualização direta com excelente iluminação, permitindo a instrumentação em altas magnificações.[69]

Instrumentos separados

O manejo de um instrumento quebrado requer uma abordagem ortógrada ou cirúrgica. As três abordagens ortógradas são: (a) tentar remover o instrumento; (b) tentar contornar o instrumento; e (c) preparar e obturar o segmento fracturado. [103]

Na maioria dos casos, a remoção de instrumentos partidos do canal radicular é difícil e, muitas vezes, inútil.[104] Até à data, não existe um procedimento padronizado para a remoção segura de instrumentos fracturados, embora tenham sido sugeridas várias técnicas e dispositivos. [105,106]

Estas técnicas têm demonstrado um sucesso limitado, causando frequentemente danos consideráveis na raiz remanescente. As complicações resultantes destas técnicas incluem a perda excessiva de dentina do canal radicular, a formação de saliências, a perfuração e a extrusão do fragmento do instrumento fracturado através do ápice. [107]

Por conseguinte, muitas técnicas não podem ser utilizadas em canais estreitos e curvos. Ao longo dos anos, foram propostas diferentes técnicas para a remoção de instrumentos separados dos canais radiculares.[108,109] Avanços recentes na endodontia levaram ao desenvolvimento de técnicas e dispositivos concebidos especificamente para a remoção segura de instrumentos fracturados de canais radiculares estreitos e curvos[110] (Fig. 49).

Tem sido frequentemente defendida para a remoção de instrumentos partidos, uma vez que as pontas ultra-sónicas ou as limas endossónicas podem ser utilizadas em profundidade no sistema de canais radiculares.[94] Além disso, o uso de um dispositivo endodôntico ultra-sónico não é restrito pela posição do fragmento no canal radicular ou pelo dente envolvido.[95] O prognóstico desses casos depende principalmente da condição pré-operatória dos tecidos periapicais.[96,97] Por esse motivo, deve-se tentar remover os instrumentos quebrados em todos os casos.[98] Quando estas obstruções podem ser removidas, geralmente ocorre um tratamento ou retratamento bem sucedido.[99] Se um instrumento puder ser removido ou contornado e o canal puder ser corretamente limpo e preenchido, a endodontia não cirúrgica é uma abordagem mais desejável e conservadora. [100]

Ruddle propôs uma técnica para a remoção de instrumentos partidos, utilizando brocas Gates Glidden (tamanho 3 ou 4) para preparar uma "plataforma de preparação" circunferencial no aspeto coronal da obstrução

(Fig. 50). Deve prestar-se atenção durante a preparação de uma plataforma de preparação, porque uma Gates Glidden tamanho 3 ou 4 pode perfurar ou enfraquecer uma raiz, por exemplo a[111,112] mesial e a raiz distal[113] dos molares mandibulares, as raízes distobucais e mesiobucais dos molares maxilares,[114] e os incisivos mandibulares centrais e laterais. A sua utilização parece segura nos incisivos centrais e laterais do maxilar superior, nos caninos superiores e inferiores e nos pré-molares inferiores.[115,116]

A literatura é controversa no que diz respeito aos pré-molares superiores devido à sua anatomia particular.[117-119] A avaliação radiográfica da espessura da dentina residual durante a preparação da plataforma pode ser enganadora devido à imprecisão da interpretação radiográfica. Uma sobrestimação pode levar a uma preparação excessiva do canal ou à perfuração da raiz. [120]

Recentemente, foi demonstrado que a preparação das plataformas de preparação era melhor conseguida com a utilização de limas LightSpeed modificadas.[121] A incapacidade de ver o instrumento com visão direta e a dificuldade de criar uma plataforma de preparação, bem como a utilização de US em raízes curvas, contribuíram para a falta de sucesso na remoção de instrumentos fracturados nestas circunstâncias.[122]

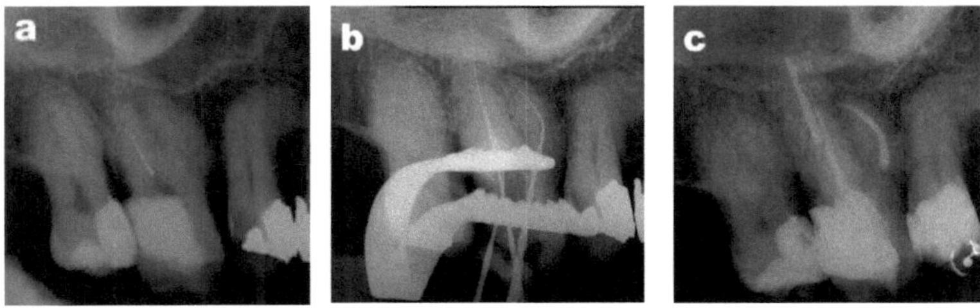

Fig49: Instrumento rotativo NiTi separado no canal distobucal de um primeiro molar superior (a). O fragmento foi removido com pontas ultra-

sónicas e os canais radiculares foram negociados com sucesso até ao ápice (b) e limpos, modelados e preenchidos (c). O dente foi subsequentemente restaurado com dois pinos reforçados com fibra, um no canal palatino e outro no canal mesiovestibular, seguidos de um núcleo de resina composta de dupla polimerização

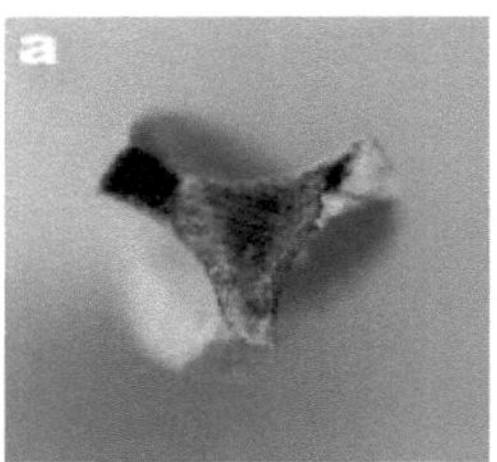
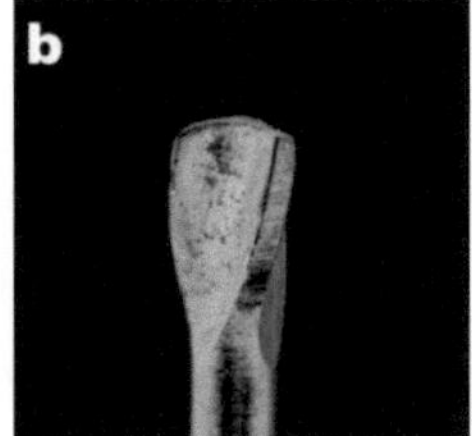

Fig50: Broca de Gates Glidden modificada cortando-a no diâmetro máximo, vista de uma direção apical (a) e lateral (b). Isto permite a preparação de uma plataforma na porção extrudida do fragmento a ser removido.

Passo a passo Remoção de pedras de polpa

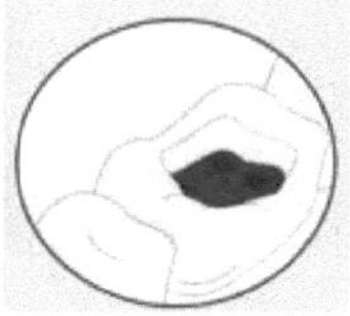

1. Depois de conseguir acesso à câmara pulpar utilizando uma turbina
de alta velocidade, coloque a ponta de ultra-sons E6D em contacto
direto com a calcificação da polpa.

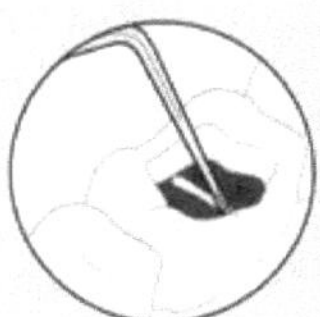

2. Iniciar a remoção com movimentos rectos e contínuos sobre a
calcificação (procedimento a seco - não irrigar). Pedras soltas após
o procedimento com a ponta ultra-sónica E6D.

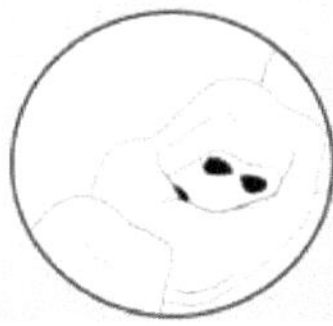

3. As pastilhas ultra-sónicas destinam-se a ser utilizadas durante
curtos períodos de tempo, para evitar o sobreaquecimento. Para
lavar e remover a dentina e os restos de polpa, utilizar uma seringa
com hipoclorito de sódio, seguida de aspiração e secagem da
câmara pulpar.[78]

Remoção de ficheiros separados

Uma lima separada mudará imediatamente o nível de complexidade e
envolvimento de um caso endodôntico, alterando o resultado da limpeza,
modelagem e obturação do canal. A utilização de ampliação e

instrumentação ultra-sónica é uma excelente alternativa para remover uma lima separada. O procedimento começa com uma redução circunferencial da parede dentinária utilizando uma ponta de ultra-sons revestida a diamante (E4D ou E18D). Posteriormente, uma ponta lisa (E5 ou E18) deve ser colocada em contacto com a lima separada e depois activada. A vibração irá soltar e deslocar a lima. [78]

Passo a passo Remoção de ficheiros separados

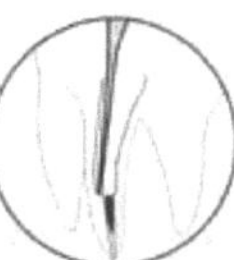

1. Reduzir a parede de dentina à volta da lima separada.

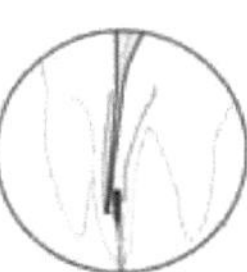

2. Vibrar o ficheiro separado até que este se mova.

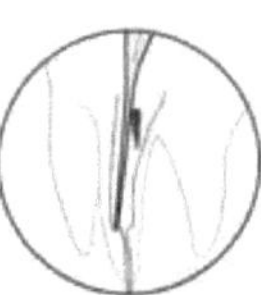

3. Repita o passo 2 até que o ficheiro separado seja removido.

Retratamento endodôntico (remoção de pino e material de obturação)

O retratamento endodôntico não cirúrgico de dentes restaurados com pinos intrarradiculares continua a representar um desafio devido às dificuldades inerentes à remoção de pinos sem enfraquecer, perfurar ou fraturar a estrutura radicular remanescente.[123-126] Foram descritas muitas técnicas e instrumentos para ajudar na remoção de pinos. [127-132]

O US tem proporcionado aos clínicos um complemento útil para facilitar a remoção de pinos com perda mínima de estrutura dentária e danos à raiz.[133-135] Muitos estudos têm-se concentrado na remoção de pinos metálicos; no entanto, o retratamento de pinos de compósito reforçado com fibra cimentados com sistemas adesivos representa um novo desafio nos casos em que o tratamento endodôntico falhou.[136] Foram propostos diferentes kits de brocas para remover pinos de fibra;[137,138] no entanto, a preservação da estrutura radicular máxima requer a utilização de pontas ultra-sónicas específicas e uma ampliação adequada.

A rutura da estrutura do compósito através da ação da vibração ultra-sónica parece ser a técnica mais eficaz na remoção de pinos de fibra.[139] Os pinos brancos estéticos são mais difíceis de remover porque a sua cor coincide com a da dentina, enquanto os pinos pretos de fibra de carbono contrastam claramente com a dentina. A remoção é feita em campo seco, utilizando um fluxo contínuo de ar com visão direta da ponta de ultra-sons e da porção coronal do pilar, alternado com spray de ar e água para limpar os restos de fibras e dentina.

É importante que todo o material compósito que foi usado no procedimento de cimentação seja removido. Se o procedimento adesivo foi bem feito, a remoção dos materiais adesivos tenazmente aderidos será difícil, e deve ser utilizada uma ampliação elevada para guiar a ponta ultra-sónica para remover seletivamente o material compósito aderido. Se a ponta ultra-sónica deixar para trás estrias cinzentas, é uma indicação clara de que o compósito de resina ou o cimento de compósito de resina ainda está presente.

Remoção de pilar e material de enchimento

A necessidade de consumir postes de fibra baseia-se no facto de a natureza viscoelástica da resina composta amortecer as vibrações e absorver energia.[140] A condução das forças de vibração dentro de um pilar é proporcional à raiz quadrada do módulo de elasticidade do material do pilar.[141] Por conseguinte, um pilar de compósito reforçado com fibras com um módulo de elasticidade significativamente mais baixo do que o aço inoxidável ou o titânio[142,143] conduz as vibrações de forma menos eficiente. A combinação do baixo módulo de elasticidade dos materiais dos pilares com os cimentos de resina composta provoca uma alteração na eficácia do US como auxiliar na remoção do pilar.

 Os cimentos de resina não são friáveis e não tendem a produzir microfracturas devido à vibração ultra-sónica.[144] Foi sugerido que a ausência de um jato de água parece aumentar a ação do US quando aplicado a postes cimentados com cimentos resinosos, possivelmente devido ao aumento de calor.[145] Essa informação é útil, pois tem-se observado que a capacidade de adesão de um cimento resinoso e, consequentemente, a retenção mecânica, diminui gradativamente com o número de ciclos térmicos.[146] Vários estudos apontam para o facto de a vibração ultra-sónica dos pilares facilitar a sua remoção, conservando a estrutura dentária e reduzindo a possibilidade de fracturas ou perfurações radiculares. [147]

Vários estudos demonstraram uma redução nas cargas de falha por tração dos pilares cimentados intrarradiculares após vibração ultra-sónica.[148-154]

Outros estudos não encontraram qualquer diferença.[155,156] Bergeron et al.[157] e Garrido et al. sugeriram que a geração de calor pode ter sido responsável pelo aumento da retenção após a vibração ultrassônica, uma vez que não foi utilizado resfriamento com água durante o procedimento. Em relação aos pinos de fibra reforçada, Bergeron et al. e Hauman et al. levantaram a hipótese de que o menor módulo de elasticidade do titânio em relação ao aço inoxidável pode ter sido o responsável pela ineficácia do US na redução da retenção dos pinos. A utilização do US envolve a remoção inicial do material de restauração e do cimento de cimentação à volta do pilar, seguida da aplicação da ponta de um instrumento ultrassónico ao pilar.

Este método de remoção de pilares minimiza a perda de estrutura dentária e diminui o risco de danos nos dentes. Ao remover um pilar, é fundamental quebrar a vedação entre o pilar e a estrutura dentária. Tem sido recomendado reduzir a porção extra radicular do pilar para o mesmo diâmetro da porção intraradicular para reduzir a tensão necessária para o remover. Em alguns casos, isto pode ser conseguido com uma broca redonda de comprimento cirúrgico, uma técnica não isenta de perigo. Uma vez efectuada a trepanação à volta do espigão, uma ponta de espalhamento básica colocada no canal é uma boa escolha.

Isto irá quebrar ainda mais a integridade do cimento ou da resina, resultando normalmente no afrouxamento do pilar. Em alternativa, a ponta ultra-sónica pode ser colocada sobre o pilar ou sobre um hemostato que é fixado ao pilar. A ponta não deve ser demasiado fina, porque os instrumentos ultra-sónicos de pequeno diâmetro são fracos e mais predispostos à quebra, especialmente quando são utilizados durante muito tempo num material resistente.

Por outro lado, a ponta não deve ser demasiado grande, porque tem de ser mantida em contacto íntimo com o espigão quando é movida no sentido contrário ao dos ponteiros do relógio à volta do espigão. Normalmente, a unidade ultra-sónica é ajustada para o nível máximo de potência.[158] Uma vez que isto gera calor, especialmente durante períodos de aplicação mais longos, o arrefecimento com um jato de água é essencial. Quando o calor é transferido para um pilar metálico, pode ser transferido para o ligamento periodontal, causando danos,[159] mesmo com a utilização de uma peça de mão ultra-sónica piezoeléctrica.[160]

Existem evidências in vitro de que a aplicação de US a pinos metálicos, mesmo com arrefecimento adequado por pulverização de água, pode levar a um rápido aumento da temperatura da superfície radicular, causando danos ao ligamento periodontal.[161,162] A relativa facilidade de remoção de pinos paralelos pré-fabricados com a utilização de US está provavelmente relacionada com o seu desenho, uma vez que não se adaptam bem ao terço coronal da maioria dos canais radiculares. Isso permite a fácil quebra do cimento no terço coronal e o subsequente deslocamento do ponto de fulcro em direção à extremidade apical do pino. À medida que o ponto de fulcro se desloca apicalmente, as vibrações ultra-sónicas começam a mover o pilar em torno deste ponto e dentro do espaço criado no terço coronal.

Este movimento ajuda a quebrar a interface cimento/pilar em direção à extremidade apical do pilar, em conjunto com a quebra do próprio cimento. Nos casos em que o pilar tem um ajuste apertado com comprimento e diâmetro adequados, e com acesso limitado à porção coronal, o efeito do US sozinho pode ser limitado ou mesmo ineficaz. Nestas situações, o médico tem de considerar outras opções de tratamento.

Num estudo clínico realizado por Smith, o tempo médio necessário para desalojar pinos com um instrumento ultrassónico foi aproximadamente um quarto do tempo relatado para estudos in vitro. Isto pode ser explicado pelo facto de, num contexto clínico, a razão para a remoção de pinos se dever a canais radiculares infectados, frequentemente causados por fuga coronal, levando à quebra do cimento, retendo tanto a restauração coronal como o pino.

Na prática clínica, os pilares devem, por conseguinte, ser mais fáceis de remover do que em condições laboratoriais. Clinicamente, após a remoção de todos os materiais de restauração circunferenciais, a maioria dos pinos pode ser removida com segurança e sucesso em aproximadamente 10 minutos. No entanto, alguns pinos resistem à remoção, mesmo após 10 minutos de ativação ultra-sónica.[162]

Pontas de prata e postes metálicos fracturados:

Vários estudos demonstraram que a recuperação de cones de prata pode ser efectuada com técnicas tradicionais, utilizando instrumentos manuais e dispositivos e extractores específicos.[163,164]

Outras técnicas utilizam energia ultra-sónica em casos de obstrução intracanal e consomem a obstrução com pontas ultra-sónicas específicas. Isto aplica-se predominantemente a pontas de prata no interior dos canais, que não podem ser contornadas pelos métodos convencionais.[165] O procedimento clínico tradicional para remover pinos de canais radiculares ou pontas de prata fracturados no orifício consiste em expor a parte coronal do obstáculo, cortando uma calha de cerca de 2,0 mm à volta do obstáculo com uma broca de diamante fina. A ponta de uma unidade de ultra-sons é então aplicada ao lado do fragmento do pilar com potência máxima e irrigação de água. A vibração ultra-sónica é aplicada por períodos de alguns segundos, seguida de secagem com ar comprimido. Isto deve levar ao deslocamento do fragmento do pilar, que pode então ser removido com uma pinça fina.[166]

Quando uma obstrução permite um acesso limitado à porção coronal do ponto, uma abordagem mais conservadora seria tentar consumi-lo em vez de consumir a dentina circundante. Um ponto importante a ter em conta ao remover pontas de prata é que se está a lidar com um material muito macio. Qualquer má orientação da broca pode cortar a ponta, complicando ainda mais o caso.

O ultrassom provou ser muito útil na remoção destes pontos. Basta passar à volta da ponta de prata com uma ponta de espalhador ultrassónico e eliminar cuidadosamente a dentina, seguindo o eixo longo, tendo o cuidado de não cortar a ponta. O espaço criado à volta da ponta de prata irá normalmente soltar a ponta de prata, que pode então ser removida com uma pinça Stieglitz ou um hemostato.

Recomenda-se sempre a utilização de radiografias intra-orais para confirmar a posição e o comprimento restante da obstrução, bem como a espessura das paredes do canal. O tempo necessário para a remoção de um pilar ou de uma ponta de prata é influenciado pela natureza da obstrução, pelo seu diâmetro e pela sua localização. Os metais semipreciosos demoram mais tempo do que os metais preciosos. Os pilares de grande diâmetro são mais demorados do que os estreitos.[69]

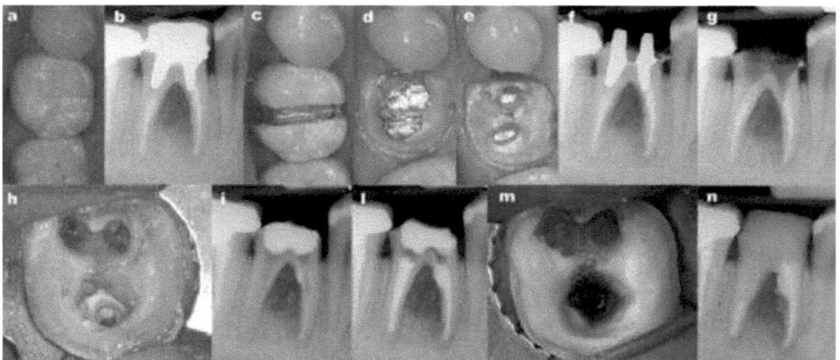

Fig51: Imagem pré-operatória (a) e radiografia (b) de um primeiro molar inferior com três pinos e núcleos fundidos em ouro e cobertura total da coroa. O paciente apresentou-se com dor e inchaço. A radiografia de diagnóstico pré-operatória revelou sinais de radiolucência na área da furca em direção à raiz mesial. A coroa metalo-cerâmica foi seccionada (c) e removida (d), e os pilares de ouro fundido foram separados para facilitar a sua remoção (e, f). Os três pilares foram removidos (g) por vibração com uma ponta ultra-sónica para romper o selamento do cimento (h). Esta imagem clínica revelou duas perfurações no canal radicular mesial (h). As perfurações foram reparadas com MTA cinzento compactado com uma ponta de ultra-sons (i). Os canais radiculares foram preenchidos com guta-percha e cimento (l), e as porções coronais dos canais mesiais foram ainda preenchidas com MTA para melhorar o selamento das perfurações (m). Foi efectuada uma restauração pré-protética pós-endodôntica utilizando um pino reforçado com fibra no canal distal e um material de construção em resina composta de dupla polimerização (n).

Remoção de postes fundidos

Durante o retratamento endodôntico, a remoção de um pino metálico fundido pode ser um procedimento difícil, com risco de perfuração e fratura do dente. A vibração ultra-sónica quebra a ligação entre o pino e as paredes do canal, facilitando a sua remoção. A utilização de ultra-sons para este procedimento tem muitas vantagens, incluindo a rapidez, a conservação da estrutura do dente e a minimização do risco de fratura do dente.[78]

Remoção passo a passo do pilar de gesso

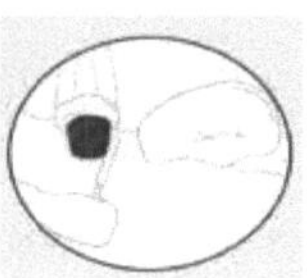

1. Utilizando uma broca transmetal ou diamantada, raspar a parte coronária do pilar até que a linha de cimento seja visível (turbina de alta velocidade com arrefecimento a água)

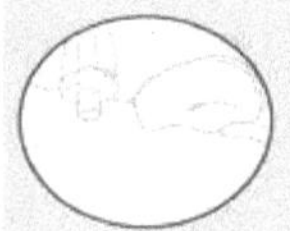

2. Expor a linha de cimento

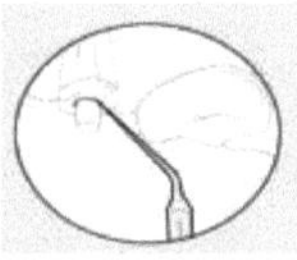

3 - Depois de a linha de cimento ser visível, utilize a ponta de ultra-sons E8 (30% de potência e arrefecimento da água ligado) para quebrar/remover o cimento à volta do pilar metálico.

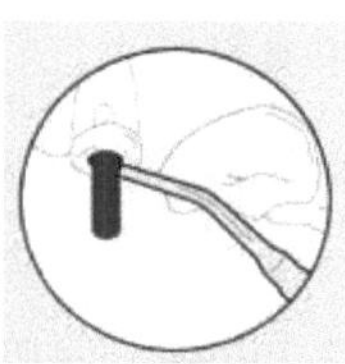

4 - Em seguida, coloque a ponta ultra-sónica E12 na parte mais cervical do pilar e aplique vibração (80% de potência e arrefecimento da água ligado) de modo a quebrar o cimento e a extrair o pilar.[78]

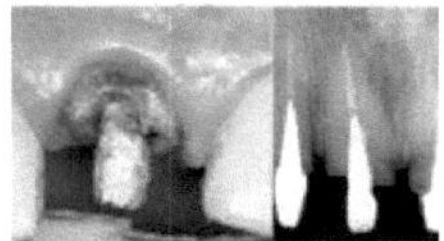

Centro superior direito com poste metálico visível após a remoção da coroa

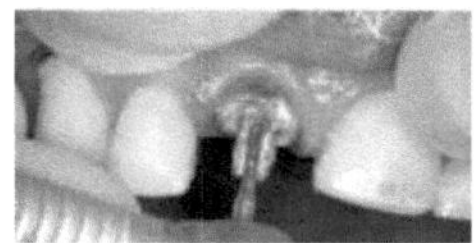

Broca transmetal utilizada para expor a linha de cimento

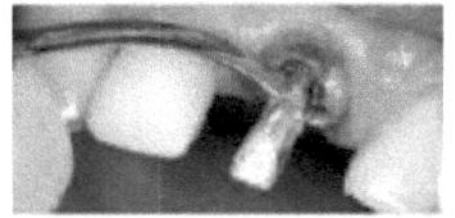

Ponta ultra-sónica colocada na porção mais coronária

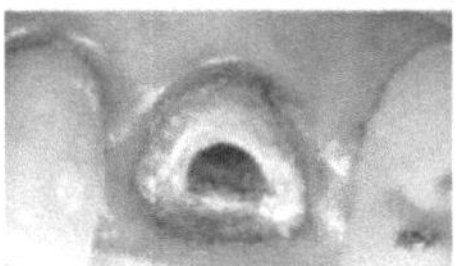

Resultado final

Remoção de material de restauração

A remoção de material de restauração, como amálgama, resina composta e ionómero de vidro, pode ser necessária para obter acesso ao sistema de canais radiculares. A remoção de materiais de restauração com instrumentos ultra-sónicos sob ampliação pode preservar a estrutura dentária e evitar erros iatrogénicos. As pontas de ultra-sons recomendadas para este fim são as esferas revestidas a diamante e as em forma de pera - a extremidade redonda destes instrumentos ajuda a evitar perfurações. As pontas ultra-sónicas proporcionam um maior nível de controlo, permitindo uma abordagem muito menos invasiva quando comparadas com as brocas.[78]

Remoção passo a passo do material de restauração

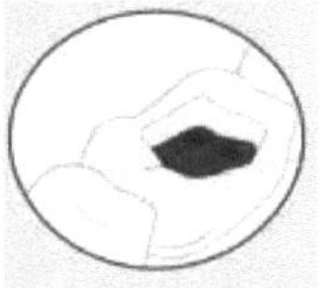

1. Câmara pulpar com materiais de restauração a bloquear o acesso aos canais.

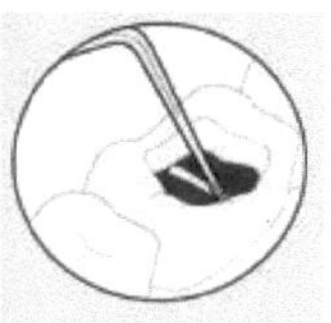

2. Remover os restos de amálgama, resina e ionómero com o ultrassom.

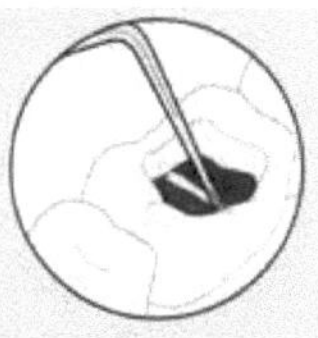

3. Acesso desobstruído aos canais após o procedimento.

Aumento da ação da solução de irrigação

A eficácia da irrigação depende tanto da ação mecânica de lavagem como da capacidade química dos irrigantes para dissolver os tecidos.[167,168] Além disso, a ação de lavagem dos irrigantes ajuda a remover os detritos orgânicos e dentinários e os microrganismos do canal.[169] A ação de lavagem da irrigação com seringa é relativamente fraca e depende não só da anatomia do canal radicular, mas também da profundidade de colocação e do diâmetro da agulha.[170,171]

Foi demonstrado que os irrigantes só podem progredir 1 mm para além da ponta da agulha.[172] Um aumento do volume não melhora significativamente a sua ação de lavagem e a sua eficácia na remoção de detritos.[173,174] Em canais apicais maiores, o desbridamento e a desinfeção dos canais são melhorados. No entanto, a limpeza completa da parte mais apical de qualquer preparação continua a ser difícil.[175] A utilização de agulhas mais finas (calibre 30) pode facilitar o acesso direto à área apical. Embora ainda não existam provas conclusivas, a introdução de agulhas de irrigação finas com uma ponta de segurança colocada no comprimento de trabalho ou a 1 mm do mesmo é uma abordagem promissora para melhorar a eficácia do irrigante.

A única forma eficaz de limpar as teias e barbatanas é através do movimento da solução de irrigação,[176] uma vez que não podem ser limpas mecanicamente.[177] A US é um complemento útil na limpeza destas características anatómicas difíceis. Foi demonstrado que um irrigante em conjunto com a vibração ultra-sónica, que gera um movimento contínuo do irrigante, está diretamente associado à eficácia da limpeza do espaço do canal radicular.[178-181]

O fluxo acústico, tal como descrito por Ahmad et al. demonstrou produzir forças de cisalhamento suficientes para desalojar detritos em canais instrumentados. Quando as limas foram activadas com energia ultra-sónica de uma forma passiva, o fluxo acústico foi suficiente para produzir canais significativamente mais limpos em comparação com a limagem manual apenas. Da mesma forma, Jensen et al.[182] recomendaram uma lima vibratória de tamanho pequeno sujeita a uma definição de alta potência, uma vez que as limas mais pequenas terão menos probabilidades de entrar em contacto com as paredes do canal. A ação de lavagem dos irrigantes pode ser melhorada com a utilização de US.[183,184] Este facto parece melhorar a eficácia das soluções de irrigação na remoção de detritos orgânicos e inorgânicos das paredes do canal radicular.[185-197] Uma possível explicação para a ação melhorada é que é criada uma velocidade e um volume muito mais elevados de fluxo de irrigante no canal durante a irrigação ultra-sónica. A capacidade de dissolução de tecidos de soluções com uma boa capacidade de humidificação pode ser melhorada por US se os restos de tecido pulpar e/ou a camada de smear layer forem completamente molhados pela solução e ficarem sujeitos à agitação ultra-sónica.[198]

O US cria cavitação e fluxo acústico. A cavitação é mínima e está restrita à ponta.[199] O efeito de fluxo acústico, no entanto, é significativo.[200] De facto, o irrigante é ativado pela energia ultra-sónica transmitida pelos instrumentos energizados, produzindo um fluxo acústico e redemoinhos. O US também pode melhorar a desinfeção dos canais radiculares,[201-205] provavelmente porque os tecidos orgânicos que entram no campo de fluxo gerado são rompidos, tal como proposto por Walmsley. Ahmad[206] confirmou que as limas activadas por ultra-sons produziam padrões de fluxo perto da lima, movendo continuamente os irrigantes, produzindo assim tensão de cisalhamento, que pode danificar as células biológicas, tal como afirmado por Williams. [207]

Embora o número de colónias sobreviventes tenha sido menor quando se utilizou a ativação ultra-sónica, nenhuma técnica foi capaz de assegurar uma desinfeção completa.[208,209] Cameron[210] postulou que existe um efeito sinérgico entre o hipoclorito de sódio (NaOCl) e o US. A capacidade do NaOCl para dissolver o colagénio é reforçada pelo calor[211] ; por conseguinte, o efeito do calor no irrigante produzido pela ação ultra-sónica desempenha um papel importante.[212] A eficácia da irrigação com seringa manual em canais estreitos tem sido questionada por vários investigadores. [213-217]

Os canais estreitos também podem comprometer a eficácia da irrigação ultra-sónica[218] e quando são utilizadas limas sónicas ou ultra-sónicas em canais pequenos e curvos, estas podem prender-se, restringindo assim o seu movimento vibratório e a eficácia da limpeza.[219] Para que as soluções de irrigação sejam eficazes, têm de estar em contacto direto com uma superfície.[220] Em raízes de pequeno diâmetro, as soluções irrigantes têm dificuldade em chegar ao ápice do dente e, por isso, são menos influenciadas pela irrigação activada.[221] Além disso, van der Sluis et al.[222] postularam que a irrigação ultra-sónica deve ser mais eficaz na remoção de detritos dos canais radiculares com maior conicidade. Parece ser importante aplicar o instrumento ultrassónico após a preparação do canal ter sido concluída.[223] Além disso, um instrumento que oscila livremente causará mais efeitos ultra-sónicos na solução de irrigação do que um que se prende às paredes do canal.[224] US como adjuvante com várias soluções de irrigação contribui para a remoção da camada de smear layer.[225] no entanto, parece ser menos eficaz no aumento da atividade do EDTA. 30

segundos a 1 minuto de ativação ultra-sónica parece ser suficiente para produzir canais limpos, enquanto outros recomendam 2 minutos. [226-228]

Um tempo de irrigação passiva mais curto facilita a manutenção da lima no centro do canal, impedindo-a de tocar nas paredes do canal. A administração de NaOCl numa seringa a cada minuto foi tão eficaz como um fluxo contínuo de NaOCl durante 3 minutos de irrigação ultrassónica passiva na remoção de resíduos dentinários. Para a irrigação ultra-sónica, foi sugerida a utilização de uma potência média.[229-231] É interessante notar que uma combinação de US de baixa potência com NaOCl não foi mais eficaz do que NaOCl sozinho.[232,233] A vibração ultra-sónica também pode ser eficaz quando se toca na haste de uma lima manual inserida no interior do canal. A lima manual transmitirá vibrações ao irrigante no interior do canal, mas existe um risco maior de tocar nas paredes dentinárias.

Para evitar um efeito de amortecimento, as limas sónicas ou ultra-sónicas não devem entrar em contacto com as paredes do canal; por conseguinte, recomenda-se a utilização de limas lisas. Em contraste, as limas de aço inoxidável activadas por ultra-sons tendem a saliências e a perfurar as paredes do canal devido às suas superfícies de corte afiadas.[234] (Fig. 52) A utilização de um fio liso durante a irrigação ultra-sónica in vitro foi tão eficaz como uma lima K na remoção de detritos.[235] Além disso, o US como adjuvante com EDTA melhorou a limpeza da parede do canal após a preparação do espaço pós em dentes tratados endodonticamente, especialmente na porção apical do espaço pós.[236]

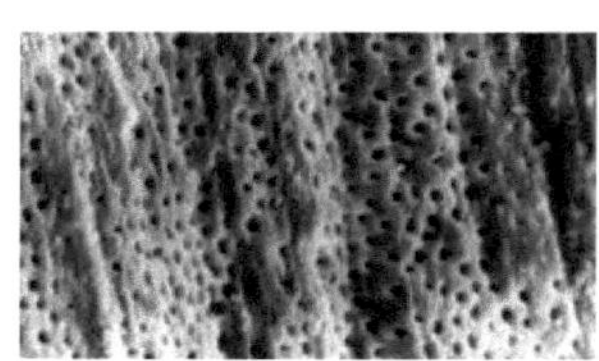

Fig52: Imagem SEM das ranhuras de instrumentação em

a parede do canal radicular criada por uma

limaultra-sónica

Ativação da solução de irrigação

A ativação ultra-sónica é mais eficiente do que os métodos de irrigação tradicionais porque potencia a remoção do biofilme com a ação do fluido de irrigação. Elimina significativamente mais restos de polpa e tecido necrótico dos canais laterais e áreas de istmo porque permite uma penetração mais profunda dos irrigantes em regiões anatómicas complexas do canal radicular.[78]

A Irrigação Ultrassónica Passiva limpa 94% das bactérias:

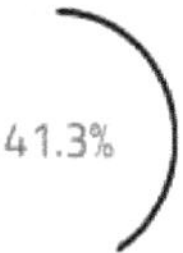

Ficheiro auto-ajustável

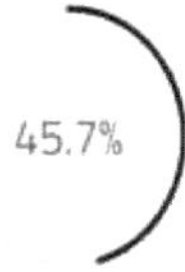

Pressão Apical Positiva

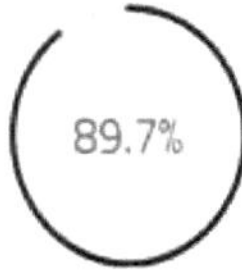

Finalizador XP-endo

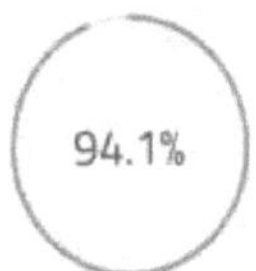

Irrigação

por ultra-sons passiva

Ativação da solução de irrigação passo a passo

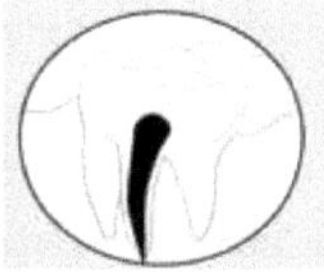

1 - O canal radicular deve ser previamente limpo.

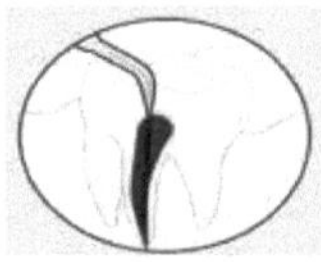

2 - Inundar o canal e a câmara pulpar utilizando:

a) EDTA - colocar o Irrisonic a 2 mm do WL e ativar durante 15 segundos

b) NaOCl - colocar o Irrisonic a 2 mm do WL e ativar durante 15 segundos

c) Repetir a)

d) Repetir b)

3 - Após a ativação dos quatro passos, ligue o arrefecimento da água da unidade de ultra-sons para enxaguar o canal através de um fluxo ultrassónico contínuo.[78]

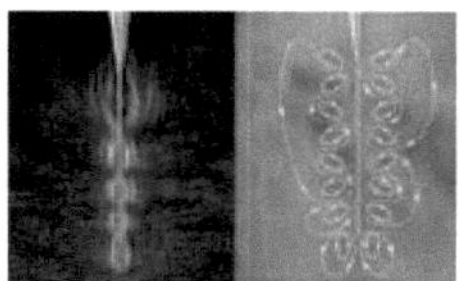

Efeito causado pelo Irrisonic no Irrigation

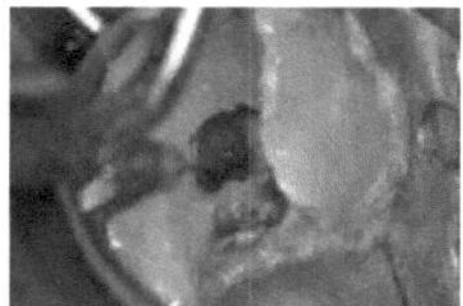

Solução de irrigação de ativação Irrisonic

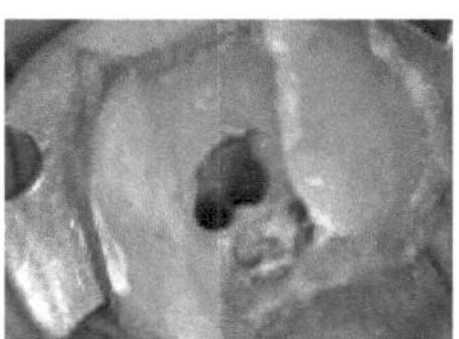

Limpar os canais radiculares após o procedimento com irrisonic

Condensação ultra-sónica de Gutta-Percha

Foram utilizados expansores activados por ultra-sons para termoplastificar a guta-percha numa técnica de condensação lateral quente. Em algumas experiências in vitro, esta técnica demonstrou ser superior à condensação lateral convencional no que diz respeito às propriedades de selamento e à densidade da guta-percha.[237-240] Os espalhadores ultra-sónicos que vibram linearmente e produzem calor, termoplastificando assim a guta-percha, obtiveram uma massa mais homogénea com uma diminuição do número e tamanho dos espaços vazios e produziram uma obturação tridimensional mais completa do sistema de canais radiculares. Esta técnica também foi avaliada clinicamente com resultados favoráveis.[241]

Foram descritos vários protocolos de obturação para a condensação ultra-sónica da guta-percha: (a) amolecimento ultrassónico do cone mestre seguido de condensação lateral a frio; (b) uma ou duas vezes de ativação ultra-sónica após a conclusão da condensação lateral a frio;[242] (c) ativação ultra-sónica após a colocação de cada segundo cone acessório; ou (d) ativação ultra-sónica após a colocação de cada cone acessório.[243,244] A condensação lateral quente combina a vantagem de ter controlo sobre o comprimento da obturação radicular, semelhante à condensação lateral fria, com a capacidade superior de um material termoplastificado para replicar a forma tridimensional do canal radicular. De um ponto de vista prático, a condensação ultra-sónica da guta-percha é rapidamente dominada e tem várias vantagens sobre outras técnicas de condensação lateral quente.

Observou-se que o calor era gerado apenas durante a ativação ultra-sónica e que o obturador parecia arrefecer rapidamente quando a ativação cessava. O tamanho do transportador de calor (espalhador ultrassónico) pode ser escolhido para corresponder ao diâmetro do canal radicular, e o espalhador ultrassónico pode ser curvado para corresponder à curvatura do canal radicular. Além disso, a guta-percha não adere à lima de ultra-sons quando a unidade de ultra-sons é activada. Além disso, a baixa temperatura produzida pela unidade na sua configuração de potência mais baixa pode resultar em menos alterações volumétricas da guta-percha após o arrefecimento.[245] A técnica de obturação recomendada quando se utilizam as técnicas de ultra-sons consiste na colocação inicial de um cone de guta-percha no comprimento de trabalho, seguida da condensação lateral a frio de dois ou três cones acessórios, utilizando um espalhador de dedos. A espátula ultra-sónica é então colocada no centro da massa de guta-percha 1 mm antes do comprimento de trabalho e activada a uma potência intermédia para evitar a carbonização das superfícies radiculares e a fratura da espátula ultra-sónica.

Após a ativação, o espalhador ultrassónico é removido e é colocado um cone acessório adicional, seguido de energização com o espalhador ultrassónico ativado. Este processo é repetido até que o canal esteja preenchido. Durante cada passo subsequente, o expansor ultrassónico deve ser colocado ligeiramente mais coronalmente. O espalhador ultrassónico tem de estar na massa de guta-percha durante cerca de 10 segundos para conseguir a termoplastificação. Deixá-lo no canal por mais de 10 segundos pode produzir um aumento de temperatura que é prejudicial para a superfície da raiz. Além disso, foi demonstrado que a colocação de cimentos com uma lima energizada por ultra-sons promoveu um melhor recobrimento das paredes do canal com canais acessórios melhor preenchidos (avaliados por radiografia) do que a colocação de cimentos com instrumentos manuais.[246,247]

Gutta-Percha de condensação

A técnica mais comum para cortar e condensar Gutta-Percha requer a utilização de instrumentos de aquecimento dispendiosos. Estes podem custar milhares de dólares e não têm qualquer utilidade noutros procedimentos diários. Uma forma simples, rápida e barata de o fazer é utilizar os ultra-sons - o calor produzido pela ponta ultra-sónica é suficiente para cortar e condensar o material. Os resultados finais são muito semelhantes e o procedimento pode ser feito com a mesma unidade de ultra-sons já utilizada noutras etapas do tratamento.

Condensação passo a passo de guta-percha

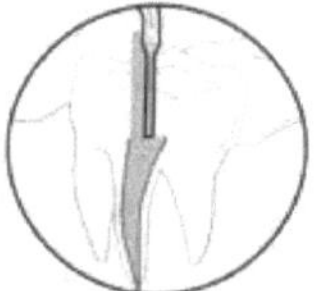

1. Introduzir o cone de Gutta-Percha no canal

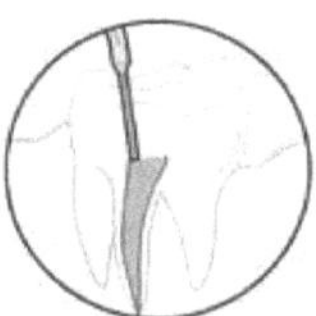

2. Utilizar uma ponta E10 para cortar o cone. Soltar o pedal e condensar imediatamente o cone.

Colocação de agregado de trióxido mineral

Os ultra-sons podem ser utilizados na colocação do MTA, mas têm uma adaptação mais fraca às paredes do canal e aos espaços vazios na superfície do cimento endurecido. Um estudo invitro realizado por Anita et al. constatou que a ponta ultra-sónica empurra o material MTA contra a parede do tubo, deixando espaços vazios no corpo do material quando a ponta é removida da amostra.

Embora as superfícies das paredes dos tubos parecessem visualmente cobertas com MTA, o núcleo dos espécimes de MTA tinha espaços vazios que criavam áreas radiolúcidas, o que foi observado radiograficamente. Os ultra-sons têm a capacidade de melhorar a colocação e o selamento do MTA como barreira apical na raiz imatura sem polpa. [4]

As irregularidades inerentes e a natureza divergente de alguns ápices abertos podem predispor o material a lacunas marginais na interface da dentina. A vibração ultra-sónica aplicada a um condensador endodôntico melhora o fluxo, o assentamento e a compactação do MTA apicalmente.[248]

Durante a colocação do MTA, a energia ultra-sónica pareceu fazer fluir o MTA apicalmente de forma mais eficiente do que apenas com instrumentos manuais. Além disso, o MTA condensado por ultra-sons pareceu mais denso radiograficamente, com menos espaços vazios.[249]

O método de colocação recomendado consiste em selecionar uma ponta de condensador e, em seguida, pegar e colocar o MTA com a ponta ultra-sónica, seguindo-se a ativação da ponta e a deslocação lenta do material MTA para baixo, utilizando um movimento de embalamento vertical de 1 a 2 mm. [250]

A energia ultra-sónica direta irá vibrar e gerar um movimento ondulatório, o que facilita o movimento e a adaptação do cimento às paredes do canal. No caso de reparação de um defeito apical à curvatura do canal, Ruddle recomenda a colocação progressiva de MTA no fundo do canal e, em seguida, a sua colocação à volta da curvatura com um cone de guta-percha flexível aparado utilizado como obturador.

Uma lima pré-curvada de aço inoxidável 15 ou 20 é então inserida no material e colocada a 1 ou 2 mm do comprimento de trabalho. Segue-se a aplicação de ultra-sons indirectos, que consiste em colocar a extremidade de trabalho de um instrumento ultrassónico no eixo da lima.

Esta energia vibratória estimula o MTA a mover-se e a adaptar-se às configurações do canal lateralmente, bem como a controlar o seu movimento. Esta técnica foi inicialmente recomendada para a colocação do MTA em ápices abertos e divergentes, mas também pode ser utilizada para colocar o material em cavidades no extremo da raiz, em perfurações e, especialmente, em perfurações do fundo da câmara pulpar. [69]

Ativação do branqueamento interno

O branqueamento interno é um tratamento simples, conservador e económico para a descoloração de dentes obturados. Atualmente, os agentes de branqueamento interno mais utilizados, em diferentes concentrações, são o peróxido de hidrogénio, o peróxido de carbamida e o perborato de sódio.

No entanto, destas três soluções, o peróxido de hidrogénio parece ser o ingrediente ativo devido à sua capacidade de produzir radicais livres como o hidroperoxil e o hidroxil. Devido ao seu baixo peso molecular, estes radicais livres conseguem penetrar facilmente nos túbulos dentinários, onde quebram as grandes cadeias aromáticas dos pigmentos responsáveis pelo escurecimento do dente em cadeias lineares mais pequenas, tornando o dente mais claro. Para facilitar a degradação acelerada do agente branqueador, pode ser-lhe transferida energia através da aplicação de calor, luz ou laser, tornando assim o branqueamento mais rápido e eficaz.

A aplicação da ativação ultra-sónica às soluções irrigantes antes do branqueamento provoca a transferência de energia dentro da solução. Esta transferência de energia promove a agitação das moléculas da solução irrigante e, consequentemente, aumenta a sua permeabilidade à dentina.

No entanto, o uso de ultra-sons em agentes de branqueamento durante os procedimentos de branqueamento não foi devidamente investigado. Num estudo realizado por Cardoso et al 2012, concluiu-se que a ativação ultrassónica de agentes branqueadores durante o branqueamento interno ex vivo não foi mais eficaz do que os procedimentos de branqueamento interno convencionais, sem ativação.[251]

Preparação do canal radicular

Os dispositivos ultra-sónicos foram introduzidos para utilização na preparação dos canais radiculares em 1957 por Richman. Em 1980, Martin et al. demonstraram a capacidade das limas do tipo K activadas por ultra-sons para cortar a dentina. Uma unidade ultra-sónica comercial, concebida por Cunningham e Martin, foi introduzida em 1982. Barnett et al. e Tronstad et al. foram os primeiros a relatar a sua utilização em endodontia.

Diversos estudos demonstraram que os dentes preparados por ultra-sons ou por meios sonoros têm canais significativamente mais limpos do que os dentes preparados por instrumentos manuais. Numerosos estudos analisaram as diferentes características das limas activadas por ultra-sons, tais como a eficiência de corte, o efeito sobre as bactérias, as características da preparação do canal radicular, as características mecânicas e técnicas das limas e das peças de mão e as implicações clínicas.

Os resultados dos estudos acima podem ser resumidos como sendo contraditórios. Não conseguiram demonstrar a superioridade dos ultrassons ou da ultra-sons como técnica de instrumentação primária, uma vez que não foi conseguido um melhor desbridamento em comparação com a instrumentação manual. A relativa ineficácia do desbridamento ultrassónico foi atribuída à limitação da lima no espaço do canal radicular não aberto.

Uma modificação da técnica em que os ultra-sons são activados durante alguns minutos após a preparação manual resultou, pelo contrário, numa maior limpeza do canal e do istmo em comparação com a preparação manual isolada. Apesar da multiplicidade de estudos realizados sobre a preparação ultra-sónica do canal radicular com limas activadas por ultra-sons, o consenso atual é que esta não é uma técnica clínica viável.[69]

Preparação e refinamento da cavidade radicular e colocação de material de obturação radicular

Os recentes desenvolvimentos de novos instrumentos e técnicas melhoraram significativamente o resultado do tratamento na apicoectomia com retro-obturação. Uma vez que o prognóstico da cirurgia endodôntica está altamente dependente de uma boa obturação e selamento do canal radicular, uma preparação óptima da cavidade é um pré-requisito essencial para uma obturação adequada da extremidade radicular após a apicoectomia. Retropontas cirúrgicas ultra-sónicas lisas em aço inoxidável. [252,253]

As cavidades radiculares têm sido tradicionalmente preparadas com pequenas brocas cónicas redondas ou invertidas numa micropeça de mão. Em meados dos anos 80, foram introduzidos instrumentos padronizados e pinos cerâmicos de óxido de alumínio para obturação retrógrada, mas esse sistema não podia ser utilizado em casos com espaço de trabalho limitado ou em dentes com canais ovais grandes. Desde que as retropontas microcirúrgicas, acionadas por ultrassom ou ultrassom, se tornaram comercialmente disponíveis no início dos anos 90, esta nova técnica de instrumentação retrógrada do canal radicular foi estabelecida como um complemento essencial na cirurgia perirradicular.[254]

No entanto, as propriedades de corte das retropontas nessa altura eram limitadas e pareciam depender da carga, do ajuste da potência e da orientação da ponta em relação ao eixo longo da peça de mão. Nalgumas retro-pontas, o arrefecimento da ponta de trabalho era insuficiente e a dentina e o osso corriam o risco de ficarem sobreaquecidos.

A primeira preparação da extremidade radicular utilizando pastilhas ultra-sónicas modificadas após uma apicoectomia é atribuída a Bertrand et al.[255] Seguiram-se outras, mas só em 1987 é que Flath e Hicks relataram a utilização de ultra-sons e ultra-sons para a preparação da cavidade da extremidade radicular. A preparação convencional da cavidade da extremidade da raiz utilizando brocas rotativas numa micropeça de mão enfrenta vários problemas, tais como a preparação da cavidade não ser paralela ao canal, o acesso difícil à extremidade da raiz e o risco de perfuração lingual da raiz. Para além disso, a incapacidade de preparar a uma profundidade suficiente, comprometendo assim a retenção do material de obturação da extremidade radicular, significa que o procedimento de ressecção da extremidade radicular requer um bisel de corte mais longo, expondo assim mais túbulos dentinários e tecido do istmo, sendo este último difícil de remover.

O desenvolvimento das retropontas ultra-sónicas e sónicas revolucionou a terapia de extremidade radicular, melhorando o procedimento cirúrgico com um melhor acesso à extremidade radicular, resultando numa melhor preparação do canal.[256] As retropontas ultra-sónicas são fornecidas numa variedade de formas e ângulos, melhorando assim alguns passos durante os procedimentos cirúrgicos.

À primeira vista, as vantagens clínicas mais relevantes são o acesso melhorado às extremidades da raiz num espaço de trabalho limitado. Isto leva a uma osteotomia mais pequena para o acesso cirúrgico, devido à vantagem de utilizar várias angulações e ao tamanho reduzido das retropontas. No entanto, vários estudos compararam os preparos radiculares efectuados com pontas microcirúrgicas com os efectuados com brocas.

Demonstraram vantagens adicionais desta técnica, tais como cavidades mais profundas e mais conservadoras que seguem mais de perto o trajeto original do canal radicular. Uma preparação da extremidade da raiz melhor centrada também diminui o risco de perfuração lateral. Além disso, a geometria do desenho da retroponta não requer uma ressecção biselada da extremidade da raiz para acesso cirúrgico, diminuindo assim o número de túbulos dentinários expostos e minimizando a fuga apical. Também permitem a remoção do tecido do istmo presente entre dois canais dentro da mesma raiz. É considerada uma técnica que poupa tempo e que parece ter uma menor taxa de insucesso.

O efeito de limpeza e a capacidade de corte das retropontas ultra-sónicas foram descritos como satisfatórios por muitos autores. Além disso, as pontas de ultra-sons produziram menos camada de esfregaço numa cavidade retro-end em comparação com uma peça de mão de velocidade lenta. O refinamento das margens da cavidade que foram obtidas com as pontas ultra-sónicas pode afetar positivamente a entrega de materiais nas cavidades e melhorar a sua vedação, mesmo que as cavidades preparadas com lasers de érbio:YAG tenham demonstrado produzir microinfiltração significativamente menor do que as preparações ultra-sónicas.[257] Num estudo realizado por Walmsley et al. a quebra das pontas de preparação ultra-sónica da extremidade radicular foi investigada e atribuída ao desenho da ponta.

O aumento da angulação das retropontas aumenta a oscilação transversal e diminui a oscilação longitudinal, colocando a maior tensão na curvatura do instrumento. Os autores sugeriram reduzir a angulação e aumentar as dimensões da ponta para resistir à quebra. Isto pode ser verdade, mas um desenho mais reto restringe o acesso e um instrumento mais grosso impede a instrumentação dos istmos.

Uma questão controversa com a preparação sónica ou ultra-sónica da extremidade radicular é a formação de fissuras ou microfracturas e as suas implicações para o sucesso da cicatrização. Alguns estudos indicaram que esta era uma possível desvantagem. Outros estudos, no entanto, contestaram estes resultados e não relataram uma maior prevalência de microfracturas. Khabbaz et al. verificaram que as fissuras não se correlacionavam diretamente com a área de superfície das superfícies das extremidades das raízes, mas sim com o tipo de retroponta utilizada. A preparação com pontas ultra-sónicas de aço inoxidável lisas produziu menos fissuras intradentinárias do que as pontas ultra-sónicas de aço inoxidável revestidas com diamante e as pontas sónicas revestidas com diamante.

A influência das microfracturas da extremidade da raiz no processo de cicatrização perirradicular e na fuga apical deve ser esclarecida. A reabsorção apical após a cicatrização pode eliminar os defeitos da superfície e contribuir para o sucesso global do tratamento. Além disso, esses defeitos podem ser removidos através do acabamento das superfícies das extremidades radiculares ressecadas e retropreenchidas. Vários estudos in vivo relataram excelentes taxas de sucesso quando a preparação da extremidade radicular foi realizada utilizando retropontas ultra-sónicas, demonstrando assim que o tratamento endodôntico cirúrgico moderno utilizando um microscópio operatório e pontas ultra-sónicas melhora significativamente o resultado em comparação com as técnicas tradicionais.

Recomenda-se que a unidade de ultra-sons seja regulada para uma potência média e que as cavidades sejam preparadas até uma profundidade de 2,5-3 mm. Esta profundidade permite uma espessura mínima de material que ainda pode proporcionar um selamento apical eficaz. As paredes da cavidade devem ser paralelas e seguir o contorno anatómico do espaço pulpar. Também foi sugerido que as cavidades da extremidade da raiz devem ser iniciadas com uma retroponta revestida de diamante, utilizando a sua melhor capacidade de corte para fornecer a cavidade principal.

Isto ajuda na remoção dos materiais de obturação do canal radicular e deve ser seguido de uma retroponta lisa para alisar e limpar as paredes da cavidade. Uma ponta condensadora activada por ultra-sons pode ser utilizada para a colocação de materiais de obturação retrógrados, uma vez que a vibração ultra-sónica se destina a melhorar o fluxo, a fixação e a compactação destes materiais nas paredes dentinárias da extremidade da raiz.

Isto deverá melhorar a entrega de materiais na cavidade, melhorando assim a sua selagem. As pontas de ultra-sons também podem ser utilizadas para polir o material da extremidade radicular e as superfícies apicais. A utilização de pontas ultra-sónicas específicas para o refinamento da superfície radicular externa pode ser benéfica para a eliminação de bactérias extrarradiculares, que podem ser responsáveis pela infeção.[69]

Preparação da extremidade da raiz com ultra-sons

A preparação da extremidade da raiz pode ser um desafio, dependendo da localização, inclinação e acessibilidade do dente. A linha P1 de pontas ultra-sónicas foi desenvolvida para facilitar o acesso a diferentes ângulos de trabalho e atenuar estes desafios. O revestimento de diamante garante uma execução rápida, segura e eficiente.[21]

Passo a passo Preparação da extremidade da raiz

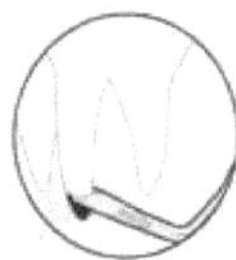

1. Depois de remover o tecido infetado ou inflamado, ressecar a extremidade da raiz utilizando uma ponta P1B Bladesonic (ou uma P1S Sawsonic).

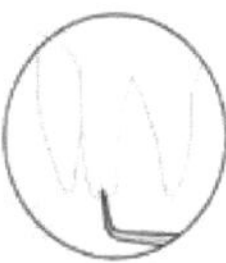

2. Escolha uma das pontas de preparação retro (P1, P1M, P1T, P1C ou P1TC) de acordo com o tamanho e o ângulo do canal.

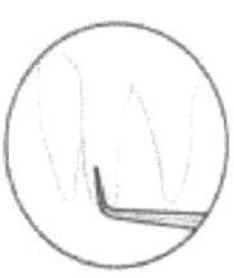

3. Efetuar a retropreparação e obturar.

CONCLUSÃO

Em conclusão, a utilização de ultra-sons na endodontia clínica proporciona uma grande variedade de benefícios e aplicações. Permite uma maior visibilidade ao mesmo tempo que promove uma abordagem mais preservadora dos dentes. Isto é especialmente valioso em casos difíceis em que a angulação específica ou o desenho da ponta facilita o acesso a áreas que seriam difíceis ou impossíveis de alcançar com os métodos tradicionais.

Consequentemente, a tecnologia ultra-sónica melhorou o acesso aos canais, a identificação de canais bloqueados e a recuperação de instrumentos ou pinos partidos, conduzindo a resultados mais consistentes. Além disso, as ondas ultra-sónicas aumentaram a eficácia das soluções de irrigação e a compactação da guta-percha.

Além disso, a capacidade de preparar a cavidade do canal radicular e colocar materiais em espaços frequentemente limitados melhorou significativamente a qualidade do tratamento e os resultados a longo prazo. Em conclusão, a incorporação de tecnologias inovadoras, como os ultra-sons, revolucionou as práticas endodônticas ao promover técnicas melhoradas e a utilização de materiais.

Embora subsistam alguns desafios, como o facto de os ruídos agudos poderem interferir com os pacemakers e de a velocidade de corte ser inferior à das turbinas de ar tradicionais de alta ou baixa velocidade, a investigação anterior sugere que os instrumentos ultra-sónicos são muito promissores como ferramentas fáceis de utilizar e eficazes para uma vasta gama de procedimentos dentários. Por conseguinte, o desenvolvimento contínuo nesta área é altamente justificado.

REFERÊNCIAS

1. Bains V. Mohan R, e Bains R. "Aplicação de ultra-sons em periodontia: Parte I". J Indian Soc Periodontol. 2008; 12: 29-33.

2. http://endodontics.styleitaliano.org/ultrasonics-in-endodontics-part-1/

3. Forfang WB, You BH, Song IH. "Terapia dentária ultra-sónica: tendências e perspectivas". Eur J Lipid Sci Technol. 2013; 2:1.

4. Salim, S., Feroze Raheem, D., Kumar, G. A., Ch, T., Mustafa, M., & Vajpayee, A. "Ultrassónico em Endodontia": Saudi J Oral Dent Res.2019; 4, 421-427.

5. Bishara SE, Trulove TS. "Comparações de diferentes técnicas de descolagem para brackets de cerâmica: um estudo in vitro. Parte 1." AM J Orthod Dentofacial Orthop 1990;98,145-53.

6. Green GH, Sanderson AD. "ultra-sons e terapia periodontal uma revisão dos efeitos clínicos e biológicos." J Periodontol 1965;36: 23-28.

7. Chen, Yen-Liang, Hao-Hueng Chang, Yu-Chih Chiang e Chun-Pin Lin. "Aplicação e desenvolvimento de ultra-sons em odontologia." J Formos Med Assoc 2013;112, 659-665.

8. Richman RJ. "O uso de ultra-sons na terapia de canais radiculares e ressecção de raízes". Med Dent J. 1957; 12:12-18.

9. Martin H. Cunningham W. "Endodontia endosónica: o sistema sinérgico ultrassónico". Int Dent J 1984; 34:198-203.

10. Ahmad M, Pitt Ford TR. "Comparação de duas unidades ultra-sónicas na modelação de canais curvos simulados." J Endod 1989; 15:457-62.

11. Reynolds MA, Madison S, Walton RE, Krell KV, Rittman BR. "Uma comparação histológica in vitro das técnicas de instrumentação step-back, sónica e ultra-sónica em canais radiculares pequenos e curvos." J Endod 1987; 13:307-14.

12. Kustarci A, Altunbas D. Akpinar KE. "Estudo comparativo dos detritos extrudidos apicalmente utilizando uma técnica de instrumentação manual e duas técnicas de instrumentação rotativa para o retratamento endodôntico." J Dent Sci 2012; 7:1-6.

13. Ahmad M, Pitt Ford TR, Crum LA, Walton AJ. "Desbridamento ultrassónico de canais radiculares: cavitação acústica e sua relevância." J Endod 1988; 14:486-93

14. Mian K. Iqbal. "Instrumentos endodônticos ultra-sónicos não cirúrgicos" Dent Clin N Am 2004;4: 19-34

15. Cherukara GP, Pollock GR, Wright PS. "Relato de caso: remoção de postes endodônticos fracturados com um instrumento sónico". Eur J Prosthodont Restor Dent 2002; 10:23-6.

16. Alacam T, Tinaz AC, Genc O, Kayaoglu G. "Deteção do segundo canal mesiovestibular nos primeiros molares superiores utilizando microscopia e ultra-sons". Aust Endod J 2008; 34:106-9.

17. Baumgardner KR, Krell KV. "Condensação ultra-sónica de guta percha: um estudo in vitro de penetração de corante e de microscopia eletrónica de varrimento." J Endod 1990; 16:253-9.

18. Lee LW, Hsiao SH, Chang CC, Chen LK. "Duração da formação de barreira apical em incisivos permanentes imaturos necróticos tratados com apexificação de hidróxido de cálcio usando lima ultra-sónica ou manual." J Formos Med Assoc 2010; 109:596-602.

19. Aguirre AM, El-Deeb ME, Aguirre R. "O efeito dos ultra-sons na distribuição do selante e na selagem dos canais radiculares". J Endod 1997; 23:759-64

20. De Paolis, Gianfranco, Valentina Vincenti, Matteo Prencipe, Valerio Milana, e Gianluca Plotino. "Ultrassons em cirurgia endodôntica: uma revisão da literatura." Annali di stomatologia 2010;1: 6.

21. Nakanishi, Yasuhiro, et al. "A estimulação por ultra-sons pulsados de baixa intensidade aumenta significativamente a promoção da formação óssea em torno de implantes dentários." J. Hard Tissue Biol 2011;20: 139-146.

22. https://www.aegisdentalnetwork.com/id/2014/05/nonsurgicalinstrum entation-an-update

23. Bock, R., & DeLuca, J., (1996). Patente dos EUA nº 5.496.256. Washington, DC: U.S. Patent and Trademark Office.

24. Case, P. D., Bird, P. S., Kahler, W. A., George, R., & Walsh, L. J. "Tratamento de biofilmes do canal radicular de Enterococcus faecalis com gás ozono e ativação passiva por ultra-sons." J Endod 2012; 38: 523-526.

25. El-Bialy, T., El-Shamy, I., & Graber, T. M. "Reparação da reabsorção radicular induzida ortodonticamente por ultra-sons em humanos." AM J Orthod Dentofacial Orthop 2004;126: 186-193.

26. Erdogan, O., Esen, E., Ustün, Y., Kürkçü, M., Akova, T., Gönlüşen, G., Uysal, H., et al. Efeitos dos ultra-sons pulsados de baixa intensidade na cicatrização de fracturas mandibulares: um estudo experimental em coelhos. J. Oral Maxillofac. Surg 2006; 64:180-188.

27. Kwan, J. Y. "Desbridamento periodontal melhorado com a utilização de micro ultra-sons, endoscopia periodontal." J Calif Dent Assoc. 2005;33: 241-248.

28. http://www.dukemil.egr.duke.edu/ultrasound.htm 2006 outubro 20

29. Brooks SL. In: Imagiologia maxilofacial na medicina oral de Burket; Diagnóstico e tratamento. 10ª edição. Greenberg MS, Glick M, editores. 2003. p. 43.

30. Frederiksen NL. In: Técnicas radiográficas especializadas em radiologia oral; Princípios e interpretação. 5ª ed., White SC, Pharoah MJ, editores. White SC, Pharoah MJ, editores. 2004. pp. 262-3.

31. Pattison AM, Pattison GL. In: "Destartarização e planeamento radicular na periodontologia clínica de Carranza". 10ª ed. Newman MG, Takei HH, Klokevold PR, Carranza FA, editores. 2006. p. 760.

32. Aparelhos de limpeza sónicos e ultra-sónicos em periodontia / Periodontol 2000:71:1792-801

33. http://www.jpconsultants.com/the 2006 outubro 20.

34. http://www.radiologyinfo.org/en/info.cfm 2006 outubro 20

35. Laird WR, Walmsley AD. "Ultra-sons em medicina dentária: Parte 1: interacções biofísicas". J Dent. 1991; 19:14-7.

36. Flynn HG. Física da cavitação acústica em líquidos. In: Manson WP, editor. Physical Acoustics. Vol 1B. New York: Académica; 1964. pp. 57-172.

37. Nyborg WL. Mecanismos físicos para efeitos biológicos do ultrassom. Publicações HEW (FDA) 1977:78-80.

38. Williams AR. Ultrassom: "Biological effects and potential hazards". London: Academic; 1983.

39. Balamuth L. O ultrassom e a odontologia. Som. 1963; 2:15-9.

40. Walmsley AD, Walsh TF, Laird WR, Williams AR. "Efeito da atividade cavitacional nas superfícies radiculares dos dentes durante a destartarização ultra-sónica". J Clin Periodontol. 1990; 17:306-12.

41. Walmsley AD. "Aplicação de ultrassom em odontologia". Ultrasound Med Biol. 1998; 14:7-14.

42. Suslick SK. "Os efeitos químicos dos ultra-sons. Scientific American". 1989;80:6.

43. Tresenter SC, Walmsley AD. "Escalador dentário ultrassónico: riscos associados". J Clin Periodontol. 2003; 30:95-101.

44. Williams AR, Chater BV. "Danos nas plaquetas de mamíferos in vitro por um dispositivo terapêutico ultrassónico." Arch Oral Biol. 1980; 25:175-9.

45. Khambay BS, Walmsley AD. "Microstreaming acústico: Deteção e medição em torno de scalers ultra-sónicos". J Periodontol. 1999; 70:626-31.

46. Kratochil B, Mornstein V, Forytkova L. "Sonochemical effects of descaler-produced ultrasound in vitro." Scripta Medica 2002; 75:21-30.

47. Ewen SJ. Ultrassom e Periodontia. J Periodontol. 1960;31:101-6.

48. Khambay BS, Walmsley AD, Matthews JB. "Deteção de radicais livres produzidos pelo scaler ultrassónico". J Dent Res (IADR Abstracts) 1996; 75:427

49. Wells PN. "Biomedical ultrasonics". Londres: Academic; 1977.

50. Dyson M, Pond JB, Joseph J, Warwick R. "The stimulation of tissue regeneration by means of ultrasound." Clin Sci. 1968; 35:273-85.

51. Martin H. "Desinfeção ultra-sónica do canal radicular". Cirurgia Oral Oral Med Oral Pathol. 1976:42:92-99.

52. Peters MC, McLean ME. "Cuidados operatórios minimamente invasivos (1. Intervenção mínima e conceitos para preparações cavitárias minimamente invasivas)" J Adhes Dent.2001, 3: 7-16

53. Peters MC, McLean ME. "Cuidados operatórios minimamente invasivos. II. Técnicas e materiais contemporâneos: uma visão geral". J Adhes Dent 2001; 3:17-31.

54. Bentley, E. M. "O valor dos aparelhos de limpeza ultra-sónicos na prática dentária". Br. Dent. J 1994;177: 53-56.

55. Ansar, A., & Harishsshetty, K. "Usos de ultra-sons em endodontia, uma revisão". Int. j. adv. res. publ. 6, 1448-1459.

56. "Uma nova técnica para o estudo de lesões ósseas periapicais: imagem em tempo real por ultrassom". Int Endod J 2002: 35: 148-152.

57. Cotti et al. "Ecografia em Endodontia". Int. Endod. J .2003; 36:556-563.

58. Patil, S.; Alkahtani, A.; Bhandi, S.; Mashyakhy, M.; Alvarez, M.; Alroomy, R.; Hendi, A.; Varadarajan, S.; Reda, R.; Raj, A.T.;et al. "Ultrasound Imaging versus Radiographs in Differentiating Periapical Lesions: Uma Revisão Sistemática". Int. Endod. J 2021; 11: 1208.

59. Cotti, E., Campisi, G., Garau, V., & Puddu, G. "Uma nova técnica para o estudo de lesões ósseas periapicais: imagens de ultrassom em tempo real." Int. Endod. J 2002;35: 148-152.

60. Yoon, M.-J., Kim, E., Lee, S.-J., Bae, Y.-M., Kim, S., & Park, S.-H. "Medição do fluxo sanguíneo pulpar com imagens de ultrassom Doppler". J Endod 2010;36: 419-422

61. Fleischer A, Emerson DS. Color Doppler Sonography in Obstetrics and Gynecology New York: Churchill Livingstone, 1993.

62. Gundappa M, Ng SY, Whaites EJ "Comparação de ultra-sons, radiografia digital e convencional na diferenciação de lesões periapicais". Radiologia Dentomaxilofacial 2006;

63. Nat.Volatiles&Essent.Oils,2021;8:10410-10416

64. Rajendran N, Sundaresan B. "Efficacy of ultrasound and color power Doppler as a monitoring tool in the healing of endodontic periapical lesions." J Endod. 2007; 33:181- 186.

65. Lustig JP, London D, Dor BL, Yanko R. "Identificação por ultra-sons e medição quantitativa do fornecimento de sangue à parte anterior da

mandíbula." Oral Surg Oral Med Oral Pathol Oral Radiol Endod.2003;96:625-629

66. Berson M. Gregoire JM, Gens F, et al. "Dispositivos ultra-sónicos de alta frequência (20 MHz): vantagens e aplicações." Eur J Ultrasound 1999,10:53-63

67. Sikri V. Livro de texto de dentisteria operatória. Segunda edição

68. Cho YW. Park SH. Utilização do ultrassom Doppler para determinar a vitalidade dentária em um dente descolorido após lesão traumática: suas perspectivas e limitações. Restor Dent Endod. 2014;39:68-73

69. Plotino G et al. "Ultra-sons em Endodontia". J Endod 2007;33:10

70. Clark D. "O microscópio operatório e os ultra-sons: um casamento perfeito". Dent Today 2004; 23:74 - 81.

71. Buchanan LS. "Inovações nos instrumentos e técnicas de endodontia: como simplificam o tratamento". Dent Today 2002; 21:52- 61.

72. Sempira HN, Hartwell GR. "Frequência dos segundos canais mesiovestibulares em molares superiores determinada pelo uso de um microscópio operatório: um estudo clínico." J Endod 2000; 26:673- 4.

73. Gorduysus MO, Gorduysus M, Friedman S. O microscópio operatório melhora a negociação dos segundos canais mesiobucais nos molares superiores. J Endod 2001; 27:683- 6.

74.Rampado ME, Tjaderhane L, Friedman S, Hamstra SJ. O benefício do microscópio operacional para a preparação da cavidade de acesso por estudantes de graduação. J Endod 2004; 30:863-7.

75. Lin YH, Mickel AK, Jones JJ, Montagnese TA, Gonzalez AF. "Avaliação da eficiência de corte das pontas ultra-sónicas utilizadas no tratamento endodôntico ortógrado". J Endod 2006; 32:359 - 61.

76. Paz E, Satovsky J, Moldauer I. "Comparação da eficiência de corte de duas unidades de ultra-sons que utilizam duas pontas diferentes em duas definições de potência diferentes." J Endod 2005; 31:824-6.

77. Waplington M, Lumley PJ, Bunt L. "Uma investigação in vitro sobre a ação de corte de instrumentos de preparação de acesso radicular ultrassónico." Endod Dent Traumatol 2000; 16:15861.

78. https://helseultrasonic.com/procedure/refining-access-surgery.

79. Ruddle CJ. "Retratamento endodôntico não cirúrgico". J Calif Dent Assoc 2004;32: 474 - 84.

80. Johnson WB, Beatty RG. "Técnica clínica para a remoção das obstruções do canal radicular". J Am Dent Assoc 1988; 117:473- 6.

81. Hulsmann M. "Métodos para remover obstruções metálicas do canal radicular". Endod Dent Traumatol 1993; 9:223-37.

82. Fors UGH, Berg JO. "Tratamento endodôntico de canais radiculares obstruídos por objectos estranhos". Int Endod J 1986; 19:2-10.

83. Weisman MI. "A remoção de cones de prata difíceis". J Endod 1983:210 -1.

84. Meidinger DL, Kabes BJ. "Remoção de objectos estranhos utilizando o instrumento ultrassónico Cavi-Endo". J Endod 1985; 11:301-4.

85. Glick DH, Frank AL. "Remoção de pontos de prata e postes fracturados por ultra-sons". J Prosthet Dent 1986; 55:212-5.

86. Chenail BL, Teplitsky PE. "Retrivial ultrassónico ortógrado de obstruções do canal radicular". J Endod 1987; 13:186 -90.

87 Stamos DE, Stamos DG, Perkins SK. "Retreatodontia e ultra-sons".   J Endod 1988; 14:39 - 42.

88.   Hulsmann M. "A remoção de cones de prata usando diferentes técnicas". Int Endod J 1990; 23:298 -303.

89.   Sprigs K, Gettleman B, Messer H. "Avaliação de um novo método para a remoção de pontos de prata". J Endod 1990; 16:335- 8.

90.   Masserann J. "A extração de pinos partidos profundamente nas raízes". Odonto stomatol 1986; 75:392- 402.

91.   Gettleman BH, Spriggs KA, Messer HH, El Deeb ME. "Remoção de obstruções do canal com o Extrator Endo". J Endod 1991; 17:608 -11.

92.   Roig-Greene JL. "A recuperação de objectos estranhos dos canais radiculares: uma ajuda simples". J Endod 1983; 9:394 -7.

93.   Gaffney JL, Lehman JW, Miles MJ. "Utilização alargada do scaler ultrassónico". J Endod 1981; 5:228 -9.

94.   Souyave LC, Inglis AT, Alcalay M. "Remoção de instrumentos fracturados utilizando ultra-sons". Br Dent J 1985; 159:251-3.

95.   Nagai O, Tani N, Kayaba Y, Kodama S, Osada T. "Remoção ultra-sónica de instrumentos partidos em canais radiculares". Int Endod J 1986; 19:298 -304.

96.   Grossman LI. "Destino de dentes tratados endodonticamente com instrumentos de canal radicular fracturados". J Br Endod Soc 1968; 2:35-7.

97. Crump MC, Natkin E. "Relação entre instrumentos de canal radicular partidos e o prognóstico de casos endodônticos: uma investigação clínica." J Am Dent Assoc 1970; 80:1341-7.

98. Hulsmann M. "Remoção de instrumentos fracturados utilizando uma técnica combinada de automatização e ultra-sons". J Endod 1994; 20:144 -7.

99. Hulsmann M, Schinkel I. "Influência de vários factores no sucesso ou insucesso da remoção de instrumentos fracturados do canal radicular." Endod Dent Traumatol 1999; 15:252- 8.

100. Nehme WB. "Eliminação de obstruções metálicas intracanais por abrasão utilizando um microscópio operacional e ultra-sons." J Endod 2001; 27:365-7.

101 Ward JR, Parashos P, Messer HH. "Avaliação de uma técnica ultra-sónica para remover instrumentos endodônticos rotativos de níquel-titânio fracturados dos canais radiculares: casos clínicos." J Endod 2003; 29:764 -7.

102.   Cohen S, Burns RC, eds. Pathways of the pulp, 8th ed. St Louis: Mosby; 2002:875-930.

103. Ward JR, Parashos P, Messer HH. "Avaliação de uma técnica ultra-sónica para remover instrumentos endodônticos rotativos de níquel-titânio fracturados dos canais radiculares: um estudo experimental." J Endod 2003; 29:756 - 63.

104.   Hulsmann M. "Remoção de cones de prata e instrumentos fracturados utilizando o sistema canal finder". J Endod 1990; 16:596 - 600.

105. Feldman G, Solomon C, Notaro P, Moskovitz E. "Recuperação de instrumentos endodônticos partidos". J Am Dent Assoc 1974; 88:588 -91.

106. Shen Y, Peng B, Cheung GS. "Factores associados à remoção de instrumentos de NiTi fracturados dos sistemas de canais radiculares." Oral Surg Oral Med Oral Pathol Oral Radiol Endod 2004; 98:605-10.

107. Souter NJ, Messer HH. "Complicações associadas à remoção de limas fracturadas utilizando uma técnica ultra-sónica." J Endod 2005; 31:450 -2.

108. Gilbert BOI, Rice T. "Re-tratamento em endodontia". Oral Surg Oral Med Oral Pathol 1987; 64:333- 8.

109. Ruddle CJ. "Retratamento microendodôntico não cirúrgico". Dent Clin North Am 1997; 41:429 -54.

110. D'Arcangelo C, Varvara G, De Fazio P. "Broken instrument removal-two cases." J Endod 2000; 26:368 -70.

111. Ward JR. "A utilização de uma técnica ultra-sónica para remover um instrumento rotativo de níquel-titânio fracturado do terço apical de um canal radicular curvo." Aust Dent J 2003; 29:25-30.

112. Wu MK, van der Sluis LW, Wesselink PR. "O risco de perfuração de furca em molares mandibulares usando brocas Gates-Glidden com pressão anticurvatura". Oral Surg Oral Med Oral Pathol Oral Radiol Endod 2005; 99:378 - 82.

113. Zuckerman O, Katz A, Pilo R, Tamse A, Fuss Z. "Espessura de dentina residual em raízes mesiais de molares inferiores preparados com instrumentos rotativos Lightspeed e alargadores Gates-Glidden." Oral Surg Oral Med Oral Pathol Oral Radiol Endod 2003; 96:351-5.

114. Kuttler S, McLean A, Dorn S, Fischzang A. "O impacto da preparação do espaço pós com brocas Gates-Glidden na espessura da

dentina residual em raízes distais de molares mandibulares." J Am Dent Assoc 2004; 135:903-9.

115. Tilk MA, Lommel TJ, Gerstein H. "A study of mandibular and maxillary root widths todetermine dowel size." J Endod 1979; 5:79 - 82.

116. Pilo R, Tamse A. "Espessura de dentina residual em pré-molares mandibulares preparados com brocas Gates Glidden e ParaPost." J Prosthet Dent 2000;83:617-23.

117. Pilo R, Corcino G, Tamse A. "Espessura de dentina residual em pré-molares inferiores preparados com instrumentos manuais e rotatórios". J Endod 1998; 24:401- 4.

118. Tamse A, Katz A, Pilo R. "Sulco de furca da raiz vestibular dos primeiros pré-molares superiores: um estudo morfométrico". J Endod 2000; 26:359 - 63.

119. Raiden G, Costa L, Koss S, Hernandez JL, Acenolaza V. "Espessura residual da raiz em primeiros pré-molares superiores com preparação do espaço pós-preparação". J Endod 1999; 25:502-5.

120. Katz A, Wasenstein-Kohn S, Tamse A, Zuckerman O. "Espessura de dentina residual em pré-molares maxilares bifurcados após a preparação do canal radicular e do espaço para pinos". J Endod 2006; 32:202-5.

121. Raiden G, Koss S, Costa L, Hernandez JL. "Medição radiográfica da espessura residual da raiz em pré-molares com pós-preparo". J Endod 2001; 27:296 - 8.

122. Iqbal MK, Rafailov H, Kratchman SI, Karabucak B. "A comparison of three methods for preparing centered platforms around separated instruments in curved canals." J Endod 2006; 32:48 -51.

123. Stamos DE, Gutmann JL. "Levantamento dos métodos de retratamento endodôntico utilizados para remover pinos intrarradiculares". J Endod 1993; 19:366 -9.

124. Berbert A, Filho MT, Ueno AH, Bramante CM, Ishikiriama A. "A influência do ultrassom na remoção de pinos intrarradiculares". Int Endod J 1995; 28:54 - 6.

125. Berbert A, Filho MT, Ueno AH, Bramante CM, Ishikiriama A. "A influência do ultrassom na remoção de pinos intrarradiculares". Int Endod J 1995; 28:100 -2.

126. Altshul JH, Marshall G, Morgan LA, Baumgartner JC." Comparação da incidência de fissuras dentinárias e do tempo de pós-remoção resultante da pós-remoção por força ultra-sónica ou mecânica." J Endod 1997; 23:683- 6.

127. Williams VD, Bjorndal AM. "A técnica de Masserann para a remoção de pinos fracturados em dentes tratados endodonticamente." J Prosthet Dent 1983; 49:46 - 8.

128. Bando E, Kawashima T, Tiu IT, Kubo Y, Nakano M. "Remoção de cavilhas em dentes difíceis". J Prosthet Dent 1985; 54:34 - 6.

129. Shemen BB, Cardash HS. "Uma técnica para remover postes". J Prosthet Dent 1985; 54:200 -1.

130. Cheuk SL, Karam PE. "Remoção de pilares pré-fabricados paralelos: um relatório clínico". J Prosthet Dent 1988; 59:531-3.

131. Machtou P, Sarfati P, Cohen AG. "Pós-remoção antes do retratamento". J Endod 1989; 15:552- 4.

132. Parreira FR, O'Connor RP, Hutter JW. "Remoção de prótese fundida utilizando ultra-sons e um adesivo de resina termoplástica". J Endod 1994; 20:141-3.

133. Krell KV, Jordan RD, Madison S, Aquilino S. "Utilização de scalers ultra-sónicos para remover postes fracturados". J Prosthet Dent 1986; 55:46 -9.

134. Castrisos T, Abbott PV. "Um levantamento dos métodos utilizados para a remoção de pinos na prática endodôntica especializada". Int Endod J 2002; 35:172- 80.

136. Hauman CHJ, Chandler NP, Purton DG. "Factores que influenciam a remoção de postes". Int Endod J 2003; 36:687-90.

137. Ruddle CJ. "Retratamento não cirúrgico". J Endod 2004; 30:827- 45.

138. De Rijk WG "Remoção de pinos de fibra de dentes tratados endodonticamente". Am J Dent 2000; 13:19-21.

139. Gesi A, Magnolfi S, Goracci C, Ferrari M. "Comparação de duas técnicas para a remoção de postes de fibra". J Endod 2003; 29:580 -2.

140. Lindemann M, Yaman P, Dennison JB, Herrero AA. "Comparação da eficiência e eficácia de várias técnicas para a remoção de postes de fibra." J Endod 2005;31: 520 -2.

141. Buoncristiani J, Seto BG, Caputo AA. "Avaliação de instrumentos ultra-sônicos e sônicos para remoção de postes intrarradiculares". J Endod 1994;20:486 -9.

142. Jaeger JC. "Elasticity, fracture and flow, 1st ed. London." Methuen; 1962: 133.

143.	O'Brien J. Dental Materials, properties and selections (Materiais dentários, propriedades e selecções), 1. Chicago:	Quintessence; 1989: 549 -51.

144.	Lassila LVJ, Tanner J, Le Bell A-M, Narva K, Vallittu P. "Flexural properties of fiber reinforced root canal posts." Dent Mater 2004;20:29 - 36.

145.	Phillips RW. Skinner's science of dental materials.Philadephia: Saunders; 1996.

146. Garrido AD, Fonseca TS, Alfredo E, Silva-Sousa YT, Sousa-Neto MD. "Influência do ultrassom, com e sem refrigeração por spray de água, na remoção de pinos cimentados com cimentos de resina ou fosfato de zinco". J Endod 2004;30:173- 6.

147. Watanabe EK, Yatani H, Yamashita A, Ishikawa K, Suzuki K. "Efeitos da termociclagem na resistência de ligação à tração entre o cimento de resina e as superfícies de dentina após a aplicação de cimento temporário." Int J Prosthodont 1999;12:230 -5.

148.	Johnson WT, Leary JM, Boyer DB. "Efeito da vibração ultra-sónica na remoção de pinos em dentes pré-molares humanos extraídos". J Endod 1996;22:487- 8.

149. Yoshida T, Shunji G, Tomomi I, Shibata T, Sekine I. "Um estudo experimental da remoção de núcleos fundidos cimentados com cavilha por vibração ultra-sónica". J Endod 1997;23:239- 41.

150. Gomes APM, Kubo CH, Santos DR, Padilha RQ. "A influência do ultrassom na retenção de pinos fundidos cimentados com diferentes agentes". Int Endod J 2001;34:93-9.

151. Smith BJ. "Remoção de postes fracturados utilizando vibração ultra-sónica: um estudo in vivo." J Endod 2001;27:632- 4.

152. Dixon EB, Kaczkowski PJ, Nicholls JI, Harrington GW. "Comparação de dois instrumentos ultra-sónicos para remoção de postes". J Endod 2002;28:111-5.

153. Alfredo E, Garrido AD, Souza-Filho CB, Correr-Sobrinho L, Sousa-Neto MD. "Avaliação in vitro do efeito do diâmetro do núcleo para remoção de poste radicular com ultrassom". J Oral Rehabil 2004;31:590 - 4.

154. Silva MR, Biffi JC, Mota AS, Fernandes Neto AJ, Neves FD. "Avaliação da remoção de pinos intracanais utilizando ultrassom". Braz Dent J 2004;15:119 -26.

155. Braga NM, Alfredo E, Vansan LP, Fonseca TS, Ferraz JA, Sousa-Neto MD. "Eficácia do ultrassom na remoção de pinos intrarradiculares utilizando diferentes técnicas". J Oral Sci 2005;47:117-21.

156. Chandler NP, Qualtrough AJE, Purton DG. "Comparação de dois métodos para remoção de pinos de canais radiculares". Quintessence Int 2003;34:534 - 6.

157. Ruddle CJ. "Retratamento endodôntico não cirúrgico". J Calif Dent Assoc 1997;25: 769 - 86.

158. Bergeron BE, Murchison DF, Schindler DF, Walker WA III. "Efeito da vibração ultra-sónica e de várias combinações de cimento e selante na remoção de pilares de titânio". J Endod 2001;27:13-7.

159. Budd JC, Gekelman D, White JM. "Aumento da temperatura do pilar e na superfície da raiz durante a remoção ultra-sónica do pilar". Int Endod J 2005;38:705-11.

160. Gluskin AH, Ruddle CJ, Zinman EJ. "Lesão térmica através da transferência de calor intrarradicular utilizando dispositivos ultra-sónicos: precauções e estratégias preventivas práticas." J Am Dent Assoc 2005;136:1286 -93.

161. Dominici JT, Clark S, Scheetz J, Eleazer PD. "Análise da geração de calor utilizando vibração ultra-sónica para remoção de postes". J Endod 2005;31:301-3.

162. Satterthwaite JD, Stokes AN, Frankel NT. "Potencial de alteração da temperatura durante a aplicação de vibração ultra-sónica a pilares intra-radiculares". Eur J Prosthodont Restor Dent 2003;11:51- 6.

163. Sieraski SM, Zillich RM. "Retratamento do ponto de prata: revisão e relato de caso". J Endod 1983;9:35-9.

164. Suter B. "Um novo método para recuperar pontas de prata e instrumentos separados dos canais radiculares". J Endod 1998;24:446 - 8.

165. Nehme W. "Uma nova abordagem para a recuperação de instrumentos partidos".   J Endod 1999;25:633-5.

166. Cherukara GP, Pollock GR, Wright PS. "Relato de caso: remoção de postes endodônticos fracturados com um instrumento sónico". Eur J Prosthodont Restor Dent 2002;10:23- 6.

167. Abou-Rass M, Piccinino MV. "A eficácia de quatro métodos de irrigação clínica na remoção de detritos do canal radicular." Oral Surg Oral Med Oral Pathol 1982;54:323- 8.

168. Lee SJ, Wu MK, Wesselink PR. "A eficácia da irrigação com seringa e dos ultra-sons para remover detritos de irregularidades simuladas nas paredes preparadas do canal radicular." Int Endod J 2004;37:672- 8.

169. Baker NA, Eleazer PD, Averbach RE. "Estudo microscópico eletrónico de varrimento da eficácia de várias soluções de irrigação". J Endod 1975;1:127-35.

170. Chow TW. "Eficácia mecânica da irrigação do canal radicular". J Endod 1983;9:475-9.

171. Teplitsky PE, Chenail BL, Mack B, Machnee CH. "Irrigação endodôntica: uma comparação dos sistemas de distribuição endosónico e de seringa". Int Endod J 1987;20:233- 41.

172. Ram Z. "Effectiveness of root canal irrigation." Oral Surg Oral Med Oral Pathol 1977;44:306 -12.

173. Walters MJ, Baumgartner JC, Marshall JG. "Eficácia da irrigação com instrumentação rotativa". J Endod 2002;28:837-9.

174. Van der Sluis LW, Gambarini G, Wu MK, Wesselink PR. "A influência do volume, tipo de irrigante e método de lavagem na remoção de detritos de dentina colocados artificialmente do canal radicular apical durante a irrigação ultra-sónica passiva." Int Endod J 2006; 39:472- 6.

175. Wu MK, Wesselink PR. "Eficácia de três técnicas de limpeza da porção apical de canais radiculares curvos". Oral Surg Oral Med Oral Pathol 1995;79:492- 6.

176. Baumgartner JC, Cuenin PR. "Eficácia de várias concentrações de hipoclorito de sódio para irrigação de canais radiculares". J Endod 1992;18:605-12.

177. Gutarts R, Nusstein J, Reader A, Beck M. "Eficácia de desbridamento in vivo da irrigação ultra-sónica após instrumentação manual-rotativa em molares mandibulares humanos." J Endod 2005;31:166 -70.

178. Griffiths BM, Stock CJR. "A eficiência dos irrigantes na remoção de detritos do canal radicular quando utilizados com uma técnica de preparação ultra-sónica." Int Endod J 1986;19:277- 84.

179. Ahmad M, Pitt Ford TR, Crum LA. "Desbridamento ultrassónico dos canais radiculares: fluxo acústico e o seu possível papel." J Endod 1987;13:490 -9.

180. Krell KV, Johnson RJ. "Padrões de irrigação durante a instrumentação ultra-sónica do canal. Parte II. Limas com revestimento de diamante". J Endod 1988;14:535-7.

181. Krell KV, Johnson RJ, Madison S. Padrão de irrigação durante a instrumentação ultra-sónica do canal. Parte I. Limas tipo K". J Endod 1988;14:65- 8.

182. Jensen SA, Walker TL, Hutter JW, Nicoll BK. "Comparação da eficácia de limpeza da ativação sónica passiva e da ativação ultra-sónica passiva após instrumentação manual em canais radiculares de molares." J Endod 1999;25:735- 8.

183. Druttman ACS, Stock CJR. "Uma comparação in vitro dos métodos ultra-sónicos e convencionais de substituição do irrigante." Int Endod J 1989;22:174 - 8.

184. Cheung GS, Stock CJ. "Capacidade de limpeza in vitro de irrigantes de canais radiculares com e sem endosónicos." Int Endod J 1993;26:334 - 43.

185. Weller RN, Brady JM, Bernier WE. "Eficácia da limpeza por ultra-sons". J Endod 1980;6:740 -3.

186. Cunningham WT, Martin H. "Uma avaliação ao microscópio eletrónico de varrimento do desbridamento do canal radicular com o sistema sinérgico ultrassónico endosónico." Oral Surg Oral Med Oral Pathol 1982;53:527-31.

187. Cunningham WT, Martin H, Forrest WR. "Avaliação do desbridamento do canal radicular pelo sistema sinérgico ultrassónico endosónico." Oral Surg Oral Med Oral Pathol 1982;53: 401- 4.

188. Cunningham WT, Martin H, Pelleu GB, Stoops DE. "Uma comparação da eficácia antimicrobiana da terapia endosónica e manual do canal radicular." Oral Surg Oral Med Oral Pathol 1982;54:238 - 41.

189. Giangrego E. "Mudança de conceitos na terapia endodôntica". J Am Dent Assoc 1985;110:470 - 8.

190. Goodman A, Beck M, Melfi R, Meyers W. "Uma comparação in vitro da eficácia da técnica step-back versus uma técnica step-back/ultrassónica em molares mandibulares humanos." J Endod 1985;11:249 -56.

191. Stamos DE, Sadeghi EM, Haasch GC, Gerstein H. "Um estudo comparativo in vitro para quantificar a capacidade de desbridamento da instrumentação manual, sónica e ultra-sónica." J Endod 1987;13:434 - 40.

192. Lumley PJ, Walmsley AD, Walton RE, Rippin JW. "Limpeza de canais ovais utilizando instrumentação ultra-sónica ou sónica". J Endod 1993;19:453-7.

193. Cameron JA. "A escolha do irrigante durante a instrumentação manual e a irrigação ultra-sónica do canal radicular: um estudo ao microscópio eletrónico de varrimento." Aust Dent J 1995;40:85-90.

194. Cameron JA. "Factores que afectam a eficiência clínica da endodontia ultra-sónica: um estudo de microscopia eletrónica de varrimento." Int Endod J 1995;28:47-53.

195. Ardila CN, Wu M-K, Wesselink PR. "Percentagem de área de canal preenchida em molares inferiores após instrumentação convencional do canal radicular e após uma técnica sem instrumentação (NIT)." Int Endod J 2003;36:591- 8.

196. Sabins RA, Johnson JD, Hellstein JW. "Uma comparação da eficácia de limpeza da irrigação sónica e ultra-sónica passiva de curta duração após a instrumentação manual em canais radiculares de molares." J Endod 2003;29:674 - 8.

197. Ferreira RB, Alfredo E, Porto de Arruda M, Silva Sousa YT, Sousa-Neto MD. "Análise histológica da capacidade de limpeza da instrumentação rotatória de níquel-titânio com irrigação ultra-sónica em canais radiculares". Aust Endod J 2004;30:56 - 8.

198. Moorer WR, Wesselink PR. "Factores que promovem a capacidade de dissolução de tecidos do hipoclorito de sódio." Int Endod J 1982;15:187-96.

199. Ahmad M, Pitt Ford TR, Crum LA, Walton AJ. "Desbridamento ultrassónico de canais radiculares: cavitação acústica e sua relevância." J Endod 1988;14:486 -93.

200. Lee SJ, Wu MK, Wesselink PR. "A eficácia da irrigação ultra-sónica para remover resíduos de dentina colocados artificialmente de canais

radiculares de plástico simulados de diferentes tamanhos." Int Endod J 2004;37:607-12.

201. Sjogren U, Sunqvist G. "Avaliação bacteriológica da instrumentação ultra-sónica do canal radicular." Oral Surg Oral Med Oral Pathol 1987;63:366 -70.

202. Abade PV, Heijkoop PS, Cardaci SC, Hume WR, Heithersay GS. "Um estudo SEM dos efeitos de diferentes sequências de irrigação e ultra-sons". Int Endod J 1991;24: 308 -16.

203. Briseno BM, Wirth R, Hamm G, Standhartinger W. "Eficácia de diferentes métodos de irrigação e concentrações de soluções de irrigação do canal radicular em bactérias no canal radicular." Endod Dent Traumatol 1992;8:6 -11.

204. Huque J, Kota K, Yamaga M, Iwaku M, Hoshino E. "Erradicação bacteriana da dentina radicular por irrigação ultra-sónica com hipoclorito de sódio". Int Endod J 1998; 31:242-50.

205. Mayer BE, Peters OA, Barbakow F. "Effects of rotary instruments and ultrasonic irrigation on debris and smear layer scores: a scanning electron microscopic study." Int Endod J 2002;35:582-9.

206. Ahmad M. "Effect of ultrasonic instrumentation on Bacteroides intermedium." Endod Dent Traumatol 1989;5:83- 6.

207. Williams AR. "Desorganização e rutura de células de mamíferos e ameboides por fluxo acústico". J Acoust Soc Am 1972;52:688 -93.

208. Spoleti P, Siragusa M, Spoleti MJ. "Avaliação bacteriológica da ativação ultra-sónica passiva". J Endod 2003;29:12- 4.

209.   Bystrom A, Sundqvist G. "Avaliação bacteriológica da eficácia da instrumentação mecânica do canal radicular na terapia endodôntica." Scand J Dent Res 1981,89:321- 8.

210. Cameron JA. "A relação sinérgica entre ultra-sons e hipoclorito de sódio: uma avaliação por microscópio eletrónico de varrimento." J Endod 1987;13:541-5.

211. Cunningham WT, Balekjian BA. "O efeito da temperatura na capacidade de dissolução de colagénio do hipoclorito de sódio como irrigante endodôntico." Oral Surg Oral Med Oral Pathol 1980;49:175-7.

212. Ahmad M. "Medições da temperatura gerada pela lima ultra-sónica in vitro". Endod Dent Traumatol 1990;6:230 -1.

213. Senia ES, Marshall FJ, Rosen J. "A ação solvente do hipoclorito de sódio nos tecidos pulpares de dentes extraídos." Oral Surg Oral Med Oral Pathol 1971;31:96 -103.

214. McComb D, Smith DC, Beagrie GS. "Os resultados da instrumentação quimio-mecânica endodôntica in vivo: um estudo de microscopia eletrónica de varrimento." J Br Endod Soc 1976;9:11- 8.

215. Langeland K, Liao K, Pascon EA. "Dispositivos de poupança de trabalho em endodontia: eficácia das técnicas sónicas e ultra-sónicas." J Endod 1985;11:499 -510.

216. Lev R, Reader A, Beck M, Meyers W. "An in vitro comparison of the step-back technique versus a step-back ultrasonic technique for 1 and 3 minutes." J Endod 1987;13:523-9.

217.   Heard F, Walton RE. "Estudo de microscópio eletrónico de varrimento comparando quatro técnicas de preparação de canais radiculares em canais curvos pequenos." Int Endod J 1997;30:323-31.

218. Usman N, Baumgartner JC, Marshall JG. "Influência do tamanho do instrumento no desbridamento do canal radicular". J Endod 2004;30:110 -2.

219. Walmsley AD, Williams AR. "Efeitos do constrangimento no padrão oscilatório das limas endodônticas". J Endod 1989;15:189 -94.

220. Guerisoli DMZ, Marchesan MA, Walmsley AD, Lumley PJ, Pecora JD. "Avaliação da remoção da smear layer pelo EDTAC e hipoclorito de sódio com agitação ultra-sónica." Int Endod J 2002;35:418 - 421.

221. Karadag LS, Tinaz AC, Mihcioglu T. "Influência da ativação ultra-sónica passiva na profundidade de penetração de diferentes selantes." J Contemp Dent Pract 2004;517.

222. van der Sluis LW, Wu MK, Wesselink PR. "A eficácia da irrigação ultra-sónica para remover detritos de dentina colocados artificialmente em canais radiculares humanos preparados com instrumentos de conicidade variável." Int Endod J 2005;38:764 - 8.

223. Zehnder M. "Root canal irrigants." J Endod 2006;32:389 -98.

224. Roy RA, Ahmad M, Crum LA. "Mecanismos físicos que regem a resposta hidrodinâmica de uma lima ultra-sónica oscilante". Int Endod J 1994;27:197-207.

225. Cymerman J, Jerome L, Moodnik R. "Um estudo de microscópio eletrónico de varrimento que compara a eficácia da instrumentação

manual com a instrumentação ultra-sónica do canal radicular." J Endod 1983;9:327-31.

226. Cameron JA. "A utilização de ultra-sons na remoção da camada de esfregaço: um estudo de microscópio eletrónico de varrimento." J Endod 1983;9:289 -92.

227. Cameron JA. "A utilização de ultra-sons e de um composto de peróxido de ureia e EDTA na limpeza de canais radiculares: um estudo SEM." Aust Dent J 1984;29:80 -5.

228. Ciucchi B, Khettabi M, Holz J. "The effectiveness of different endodontic irrigation procedures on the removal of the smear layer: a scanning electron microscopic study." Int Endod J 1989;22:21- 8.

229. Cameron JA. "A utilização de ultra-sons na limpeza de canais radiculares: um relatório clínico." J Endod 1982;8:471-3.

230. Crabb HSM. "A limpeza dos canais radiculares". Int Endod J 1982;15:62- 6.

231. Cameron JA. "A utilização de ultra-sons para a remoção da camada de esfregaço. O efeito das concentrações de hipoclorito de sódio: SEM study." Aust Dent J 1988;33:193-200.

232. Tauber R, Morse DR, Sinai IA, Furst ML. "Uma avaliação comparativa de lentes de aumento de limas convencionais e ultrassonicamente energizadas." J Endod 1983;9:269 -74.

233. Goldman M, White RR, Moser CR, Tenca JI. "Uma comparação de três métodos de limpeza e modelação do canal radicular in vitro." J Endod 1988;14:7-12.

234. Sundqvist G, Figdor D. "Tratamento endodôntico da periodontite apical". In: Ørstavik D, Pitt Ford TR, eds. Essential endodontology, 2nd ed., Oxford, UK. Oxford, Reino Unido: Blackwell Science, 1998:242-270.

235. Van der Sluis LW, Wu MK, Wesselink PR. "Uma comparação entre um fio liso e uma lima K na remoção de detritos de dentina colocados artificialmente nos canais radiculares em blocos de resina durante a irrigação ultra-sónica." Int Endod J 2005;38:593- 6.

236. Serafino C, Gallina G, Cumbo E, Ponticelli F, Goracci C, Ferrari M. "Efeitos do ultrassom após a preparação do espaço pós: um estudo SEM." J Endod 2006;32:549 -52.

237. Moreno A. "Obturação termomecânica de canais radiculares com guta-percha amolecida". J Endod 1977;3:186 - 8.

238. Joiner HL, Canales ML, Del Rio CE. "Alterações de temperatura na guta-percha termoplastificada: uma comparação de duas unidades ultra-sónicas." Oral Surg Oral Med Oral Pathol 1989;68:764 -9.

239. Baumgardner KR, Krell KV. "Condensação ultra-sónica da guta-percha: um estudo in vitro da penetração do corante e do microscópio eletrónico de varrimento." J Endod 1990;16:253-9.

240. Deitch AK, Liewehr FR, West LA, William R. Patton WR. "Uma comparação da densidade de enchimento obtida através da suplementação da condensação lateral a frio com a condensação ultra-sónica." J Endod 2002;28:665-7.

241. Zmener O, Banegas G. "Experiência clínica da obturação de canais radiculares por condensação ultra-sónica de guta-percha." Endod Dent Traumatol 1999;15:57-9.

242. Amditis C, Blackler SM, Bryant RW, Hewitt GH. "A adaptação obtida por quatro técnicas de obturação de canais radiculares avaliada por três métodos." Aust Dent J 1992;37:439 - 44.

243. Bailey GC, Cunnington SA, Ng Y-L, Gulabivala K, Setchell DJ. "Condensação ultra-sónica da guta-percha: o efeito do ajuste da potência e do tempo de ativação no aumento da temperatura na superfície da raiz - um estudo in vitro." Int Endod J 2004; 37:447-54.

244. Bailey GC, Ng Y-L, Cunnington SA, Barber P, Gulabivala K, Setchell DJ. "Obturação do canal radicular por condensação ultra-sónica de guta-percha. Parte II: Uma investigação in vitro da qualidade da obturação". Int Endod J 2004;37:694 - 8.

245. Schilder H, Goodman A, Aldrich W. "The thermomechanical properties of gutta- percha. Parte V. Alterações de volume na guta-percha a granel em função da temperatura e sua relação com a transformação da fase molecular." Oral Surg Oral Med Oral Pathol 1985;58:285-96.

246. West LA, LaBounty GL, Keller DL. "Qualidade da obturação utilizando limpeza ultra-sónica e colocação de selante seguida de condensação lateral com guta-percha." J Endod 1989;15:507-11.

247. Stamos DE, Gutmann JL, Gettleman BH. "Avaliação in vivo da distribuição do selante do canal radicular". J Endod 1995;21:177-9.

248. Witherspoon D, Ham K. "One-visit apexification: técnica para induzir a formação de barreiras na extremidade da raiz em encerramentos apicais." Pract Proced Aesthet Dent 2001;13:455- 60.

249. Lawley GR, Schindler WG, Walker WA, Kolodrubetz D. "Avaliação do MTA colocado por ultra-sons e da resistência à fratura com resina

composta intracanal num modelo de apexificação." J Endod 2004;30:167-72.

250. Aminoshariae A, Hartwell GR, Moon PC. "Colocação de agregado de trióxido mineral utilizando duas técnicas diferentes." J Endod 2003; 29:679 - 82.

251Cardoso M, Martinelli CS, Carvalho CA, Borges AB, Torres CR. "Ativação ultra-sônica de agentes clareadores internos". Int Endod J 2013; 46: 40-6.

252. Carr G. "Endodontia cirúrgica". In: Cohen S, Burns R, eds. Pathways of the pulp, 4th ed., St. St. Louis: Mosby; 1994: 546 -552.

253. Sutimuntanakul S, Worayoskowit W, Mangkornkarn C. "Retrograde seal in ultrasonically prepared canals." J Endod 2000; 26: 444 - 6.

254. Wuchenich G, Meadows D, Torabinejad M. "A comparison between two root end preparation techniques in human cadavers." J Endod 1994;20:279 - 82.

255. Bertrand G, Festal F, Barailly R. "Uso de ultrassom em apicoectomia." Quintessence Int 1976; 7: 9 -12.

256. Kim S. "Princípios da microcirurgia endodôntica". Dent Clin North Am 1997;41: 481-97

257. Karlovic Z, Pezelj-Ribaric S, Miletic I, Jukic S, Grgurevic J, Anic I. "Erbium:YAG laser versus ultra-sons na preparação de cavidades de extremidades radiculares." J Endod 2005; 31: 821-3.

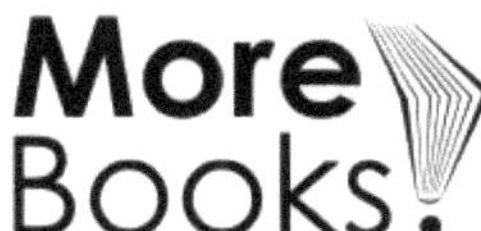

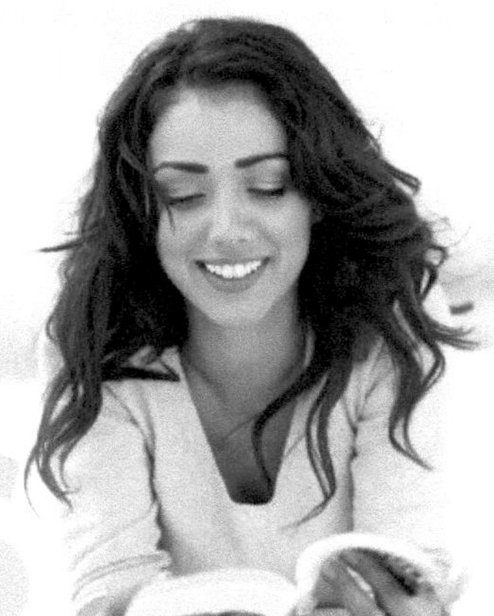

Buy your books fast and straightforward online - at one of world's fastest growing online book stores! Environmentally sound due to Print-on-Demand technologies.

Buy your books online at
www.morebooks.shop

Compre os seus livros mais rápido e diretamente na internet, em uma das livrarias on-line com o maior crescimento no mundo! Produção que protege o meio ambiente através das tecnologias de impressão sob demanda.

Compre os seus livros on-line em
www.morebooks.shop

info@omniscriptum.com
www.omniscriptum.com

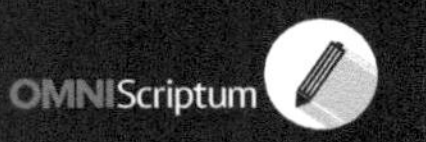

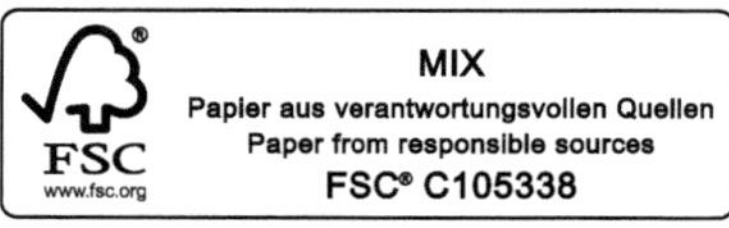

Printed by Books on Demand GmbH, Norderstedt / Germany